Antonio Jaimez

RÉGIME POUR FOIE GRAS, LE GUIDE COMPLET

Recettes innovantes, aliments de désintoxication et récupération holistique

D1730409

Ce livre est destiné à des fins d'information générale uniquement et ne doit pas être considéré comme un conseil juridique, financier, médical ou professionnel de quelque nature que ce soit. Le contenu de ce livre est fourni à des fins éducatives et informatives uniquement et ne garantit pas l'exactitude, l'exhaustivité ou l'applicabilité des informations présentées.

L'auteur et l'éditeur ne sont pas responsables des mesures prises par le lecteur sur la base des informations contenues dans ce livre. Il est conseillé aux lecteurs de consulter des professionnels compétents avant de prendre des décisions ou d'agir sur la base des informations présentées dans ce livre.

L'auteur et l'éditeur de ce livre ont fait des efforts raisonnables pour assurer l'exactitude et la fiabilité des informations fournies dans ce livre. Toutefois, aucune garantie n'est donnée quant à l'exactitude ou à l'exhaustivité des informations contenues dans ce livre. L'auteur et l'éditeur déclinent toute responsabilité en cas d'erreur ou d'omission dans le contenu, ainsi que pour toute perte, tout dommage ou toute blessure pouvant résulter de l'utilisation des informations contenues dans ce livre.

Toutes les marques commerciales, marques de service, noms commerciaux, noms de produits et logos apparaissant dans ce livre sont la propriété de leurs détenteurs respectifs. L'utilisation de ces marques, marques de service, noms commerciaux, noms de produits et logos n'implique aucune affiliation, parrainage, approbation ou lien avec l'auteur et l'éditeur de ce livre. Les détenteurs de marques déposées n'assument aucune responsabilité quant au contenu de cet ouvrage.

Cher lecteur, vous pouvez gagner un bon d'achat Amazon en laissant votre avis sur ce livre en utilisant le code QR suivant, ou en utilisant ce lien :

https://bit.ly/antoniojaimezfr-4

Préface :

Bonjour, je suis Antonio Jaimez. Je suis sincèrement heureux que vous ayez décidé de vous plonger dans cette lecture. Je ne saurais trop vous dire à quel point je suis heureux que vous ayez décidé d'intégrer ce livre dans votre vie. Il s'agit non seulement d'une sage décision, mais aussi d'une étape cruciale sur la voie d'une meilleure santé et d'un plus grand bien-être.

J'ai une profonde empathie pour ceux qui luttent pour leur santé, en particulier pour des problèmes tels que la stéatose hépatique, et j'ai consacré une grande partie de ma vie à étudier, à comprendre et à trouver des solutions à ces problèmes complexes. En tant que praticienne dans ce domaine, je souhaite partager avec vous les stratégies et les techniques que j'ai trouvées les plus utiles et les plus transformatrices.

Tout au long de ce livre, nous allons entreprendre un voyage très particulier. Depuis la démystification de la stéatose hépatique et la compréhension des effets de l'alimentation sur notre foie dans le premier chapitre, jusqu'à la manière de maintenir un foie sain à long terme dans le chapitre 25, nous explorerons les aspects les plus intimes de notre santé, de notre relation avec l'alimentation et de notre capacité à nous soigner et à prendre soin de nous-mêmes.

Nous aborderons les aspects émotionnels, tels que l'impact du stress et de l'anxiété sur la stéatose hépatique, et la manière dont les techniques de pleine conscience peuvent contribuer à la santé du foie. Vous apprendrez l'importance du sommeil, de l'activité physique et comment certains aliments peuvent aider le foie à nettoyer l'organisme. Il ne s'agit pas seulement d'un livre sur l'alimentation et la santé du foie, mais d'un manuel qui vous permettra de changer votre vie, de la revitaliser.

Je veux vous motiver à aller jusqu'au bout de ce livre. Les informations que vous apprendrez au fil des pages ont le pouvoir de changer votre vie pour le mieux. Non seulement en termes de santé physique, mais aussi de bien-être émotionnel. Ce livre est un investissement en vous-même, une promesse que vous vous faites de vivre une vie plus saine et plus satisfaisante.

À la fin de ce livre, vous aurez non seulement une meilleure compréhension de la façon d'améliorer la santé de votre foie, mais vous serez également équipé des outils et de la confiance nécessaires pour apporter des changements positifs dans votre vie. Le sentiment de responsabilisation et de maîtrise de soi sera immensément gratifiant.

Alors, allez-y, commençons ce voyage ensemble. Je vous promets qu'il sera passionnant, instructif et, je l'espère, transformateur. Je vous assure que chaque pas que vous ferez sera un pas vers un avenir plus sain et plus dynamique.

Avec gratitude,

Antonio Jaimez

Chapitre 1 : Démystifier le foie gras : au-delà des idées reçues

Bienvenue, cher lecteur, au début de notre voyage. Nous voici au pied d'une montagne de compréhension, prêts à grimper au sommet de nouvelles connaissances. Je vous pose la question : avez-vous déjà vraiment pensé à votre foie ? Oui, cet organe silencieux et laborieux, toujours à l'œuvre en arrière-plan de votre vie. Dans ce chapitre, nous allons le mettre au premier plan. Car, je vous le promets, ce que vous apprendrez sur ce formidable organe et sur la façon d'en prendre soin pourrait bien être le changement le plus transformateur que vous ayez jamais opéré dans votre vie.

Pourquoi est-il si important de comprendre la stéatose hépatique ? Laissez-moi vous expliquer. La stéatose hépatique n'est pas seulement une affection médicale, c'est un signal d'alarme. C'est votre corps qui vous dit que quelque chose doit changer dans votre vie, dans votre alimentation ou dans votre mode de vie. Et cela, cher lecteur, est une voix que nous ne devrions jamais ignorer.

En fait, je me souviens d'une citation de "The Silent Epidemic : Fatty Liver and the Fate of Global Health" (Smith, 2020) qui incite à la réflexion : "Votre foie est comme le miroir de votre mode de vie. Il montre les excès, les carences et, parfois, les erreurs". Laissez-moi vous assurer que ce miroir ne ment pas.

Si vous considérez la stéatose hépatique comme un simple excès de graisse dans le foie, permettez-moi de remettre en question cette idée. Il s'agit en fait de bien plus que cela. Ce n'est pas seulement une question de graisse. À la base, la stéatose hépatique est une question d'inflammation et de résistance à l'insuline. Ah, vous êtes surpris ? Ce n'est que le début de notre voyage pour démystifier la stéatose hépatique.

Imaginez aussi un instant que votre corps est un orchestre. Chaque organe, chaque cellule, est un instrument qui joue son rôle pour créer la symphonie de votre vie. Mais que se passe-t-il lorsque l'un des instruments se dérègle ? Bien sûr, la musique en pâtit. C'est exactement ce qui se passe avec notre corps. Lorsque le foie, cet organe crucial, est désaccordé en raison d'une stéatose hépatique, c'est tout l'organisme qui en pâtit.

Réfléchissez un instant : avez-vous déjà remarqué une sensation d'inconfort, peut-être de la fatigue sans raison apparente, des problèmes digestifs ou même un sentiment général de mal-être ? Votre foie pourrait-il essayer de vous envoyer un message ? À la fin de ce chapitre, vous en aurez une meilleure idée.

Comme dans le célèbre roman "Le langage perdu du corps" (Walker, 2019), nous apprendrons à "écouter" ce que notre corps nous dit. Tout au long de ce livre, je vous guiderai pas à pas dans ce processus, en démontant les mythes, en faisant tomber les barrières et en traçant un chemin vers la guérison.

Êtes-vous prêt pour un voyage de découverte de soi et de transformation ? Ce n'est pas grave si vous ne vous sentez pas tout à fait prêt. Car la beauté de ce voyage, c'est que vous n'avez pas à le faire seul. Je suis ici avec vous, et ensemble, nous allons approfondir ce sujet, en tissant la science, la sagesse et les expériences personnelles en une tapisserie de compréhension et d'action.

Cependant, il est important de comprendre que la stéatose hépatique n'est pas une fatalité, mais plutôt un signe d'alerte. Et, fait intéressant, il s'agit d'un signe souvent négligé. Vous vous souvenez peut-être des propos du Dr Susan Blum dans son livre "The Immune Pathway : Reclaim Your Health with Functional Medicine" (Blum, 2021). Elle a déclaré : "Votre corps vous parle en permanence. Si vous lisez ce livre, vous commencez probablement déjà à écouter la conversation que votre corps essaie d'avoir avec vous.

Mais c'est là que le bât blesse. Le langage de notre corps est subtil et souvent couvert par le bruit de notre vie quotidienne. C'est pourquoi l'éducation et la sensibilisation sont si importantes. Comme l'a dit un jour le célèbre médecin Bernard Jensen, "l'éducation à la santé est l'art d'apprendre à lire le langage du corps" (Jensen, 2001). C'est précisément la mission de ce chapitre : vous apprendre à lire les signes et les signaux que vous envoie votre corps.

Nous pouvons commencer par quelques notions de base. Par exemple, le terme "foie gras" peut sembler assez simple, mais en réalité, il s'agit d'un terme générique qui couvre toute une série d'affections. Cela va de la simple stéatose hépatique, où il y a un excès de graisse mais peu ou pas d'inflammation, à la stéatohépatite non alcoolique, une affection plus grave qui comprend également une inflammation et des lésions hépatiques. Cette distinction, qui peut sembler mineure, est cruciale pour comprendre la progression de la maladie et la manière de la traiter.

La résistance à l'insuline est un aspect essentiel de la compréhension de la stéatose hépatique. Vous serez peut-être surpris d'apprendre que la résistance à l'insuline, souvent associée au diabète de type 2, joue également un rôle important dans la stéatose hépatique. Comme l'écrit le Dr Jason Fung dans The Obesity Code (Fung, 2016), "la résistance à l'insuline, c'est comme avoir un volume trop élevé sur votre radio : au début, vous criez pour vous faire entendre, mais avec le temps, vous vous rendez compte que le bruit de fond vous fait plus de mal que de bien."

De même, en cas de résistance à l'insuline, nos cellules cessent de répondre efficacement à l'insuline. En conséquence, le pancréas produit plus d'insuline pour compenser, créant un cycle destructeur qui peut conduire à l'accumulation de graisse dans le foie.

Avez-vous remarqué à quel point ce processus est complexe, à quel point chaque pièce du puzzle s'emboîte parfaitement ? C'est là, cher lecteur, le miracle du corps humain, mais aussi son défi. En effet, lorsqu'une pièce s'effondre, c'est tout le système qui peut être affecté.

Pensez-y comme à une montre suisse délicatement équilibrée. Dans "La danse du temps" (McTaggart, 2008), l'auteur Lynne McTaggart écrit : "Chaque rouage, chaque maillon de la chaîne, joue un rôle. Si l'un d'entre eux tombe en panne, c'est tout le système qui peut s'arrêter". Ainsi, à l'instar des délicats rouages d'une horloge, notre organisme a besoin que chaque composant fonctionne en harmonie pour rester en bonne santé.

Vous vous demandez peut-être comment ce dysfonctionnement se manifeste dans la vie réelle ? Permettez-moi de vous donner un exemple. Imaginez une personne nommée Luis. Luis mène une vie assez ordinaire. Il a un emploi de bureau, profite de son temps libre avec sa famille et ses amis, et s'adonne occasionnellement à quelques plaisirs culinaires.

Luis n'a jamais beaucoup pensé à son foie. Mais depuis quelque temps, il se sent fatigué. Il se sent parfois ballonné après les repas et a pris du poids. Ses examens médicaux de routine révèlent un taux élevé de graisse dans son foie. Luis est surpris : après tout, il ne boit pas d'alcool à l'excès. Comment pourrait-il avoir un foie gras ?

Ce que Luis ne sait pas, c'est que son alimentation riche en aliments transformés et en sucres ajoutés, ainsi que son mode de vie sédentaire, ont contribué à cet état. Son organisme, et en particulier son foie, a essayé de faire face à ce flot constant de sucres et de graisses malsains. Aujourd'hui, votre foie vous envoie un signal de détresse.

Bien que l'exemple de Luis soit fictif, il reflète la réalité de nombreuses personnes dans le monde. Comme le souligne le Dr Robert Lustig dans "Fat Chance : The Hidden Truth About Sugar" (Lustig, 2013), notre alimentation moderne, pleine d'aliments transformés et de sucres ajoutés, est l'une des principales causes de la résistance à l'insuline et de la stéatose hépatique.

Ce qui est étonnant, c'est que le corps humain possède une incroyable capacité de régénération et de récupération. Malgré les dommages causés par la stéatose hépatique, il est possible d'inverser la tendance avec les interventions et les changements de mode de vie appropriés. Vous avez bien lu. Il n'y a pas de condamnation à perpétuité. Il est toujours possible de changer, de s'améliorer.

La question qui se pose alors, cher lecteur, est de savoir quels changements vous êtes prêt à opérer. Êtes-vous prêt à mettre votre foie sur le devant de la scène et à lui accorder les soins et l'attention dont il a besoin ? Êtes-vous prêt à écouter la musique de votre corps, à accorder les instruments et à créer une symphonie de santé et de bien-être ?

Oui, cela peut sembler insurmontable. Mais n'oubliez pas que vous n'êtes pas seul. Ensemble, nous pouvons percer les mystères de la stéatose hépatique, examiner les racines de cette affection et tracer un chemin vers la santé. Votre santé.

Pour rester dans la métaphore musicale, vous vous demandez peut-être quelle est la note suivante et comment je peux accorder mon instrument pour produire la mélodie de la santé. N'ayez crainte, nous allons approfondir cette question ensemble dans les chapitres suivants.

Dans notre prochain chapitre, par exemple, nous ferons un voyage incroyable à travers votre corps, en découvrant comment votre alimentation affecte votre foie. Je vous assure que ce sera une expédition pleine de découvertes surprenantes et d'apprentissages inestimables.

Pour conclure ce chapitre, j'aimerais vous laisser sur une citation que j'ai toujours trouvée puissante et motivante. Elle est tirée du livre d'Eckhart Tolle "Le pouvoir du présent" (Tolle, 1999) : "Reconnaître que vous souffrez est un premier pas, mais cela ne résout pas la situation et ne vous amène pas nécessairement à un état d'acceptation, de joie ou de paix intérieure". En gardant cela à l'esprit, j'espère que ce chapitre constituera votre premier pas, votre reconnaissance. Les chapitres suivants vous conduiront vers l'acceptation, la joie et la paix intérieure.

Alors, cher lecteur, je vous invite à aller de l'avant, à embrasser le voyage qui vous attend. Je vous invite à apprendre, à grandir et à changer. Je vous invite à faire le pas le plus important de tous : le pas suivant.

Êtes-vous prêt, alors commençons ! Je vous assure que ce voyage dans lequel vous allez vous embarquer vous laissera transformé, revitalisé et, plus important encore, habilité à prendre le contrôle de votre santé et de votre vie.

Rendez-vous au prochain chapitre ! Là, nous commencerons à comprendre comment notre corps, et en particulier notre foie, est influencé par ce que nous mangeons. Préparez vos papilles et votre esprit pour une expédition qui changera votre façon de voir votre assiette. Je vous promets une aventure passionnante et je me réjouis d'être votre partenaire dans ce voyage.

Et n'oubliez pas que chaque pas que vous faites dans ce voyage, aussi petit soit-il, est un pas vers une vie plus saine et plus épanouie. Car, après tout, un voyage de mille lieues commence par un seul pas. Alors, êtes-vous prêt à faire ce pas ? Rendez-vous au prochain chapitre !

Chapitre 2 : Comprendre le corps : comment les aliments affectent le foie

Bonjour à nouveau, cher lecteur, bienvenue dans ce deuxième chapitre ! J'imagine que si vous êtes ici, c'est parce que votre intérêt pour l'amélioration de la santé de votre foie et de votre bien-être en général est à son comble. Et cela, mon ami, me remplit d'enthousiasme : vous êtes sur la bonne voie !

Imaginons que vous vous trouviez dans la salle de concert la plus impressionnante du monde, entouré d'un orchestre d'aliments, chacun avec son propre instrument, prêt à jouer la symphonie de votre santé. Comme dans un orchestre, chaque aliment a son rôle à jouer et, lorsqu'ils travaillent ensemble en harmonie, ils créent un corps sain et dynamique.

Mais que se passe-t-il si l'un des musiciens commence à se désaccorder, ou si le chef d'orchestre (vous) choisit toujours la même mélodie, ignorant la variété et la complexité des partitions disponibles ? C'est là que les problèmes commencent. C'est ainsi que notre corps réagit à une mauvaise alimentation, à des choix répétitifs et à un manque de variété nutritionnelle.

Le biologiste cellulaire Bruce Lipton, auteur du livre "The Biology of Belief" (2005), a déclaré un jour : "Notre corps est une communauté de cellules qui travaillent ensemble. Si elles sont bien nourries, si on les laisse faire leur travail, elles peuvent créer une santé incroyable". Dans ce chapitre, nous allons explorer ce concept en profondeur, en nous concentrant sur la façon dont l'alimentation affecte spécifiquement notre foie.

Il faut savoir que le foie est un véritable titan dans notre corps, avec plus de 500 fonctions connues à ce jour. Entre autres, il décompose les aliments que nous mangeons en énergie et en nutriments, détoxifie notre organisme des substances nocives, stocke les vitamines et les minéraux, et aide à réguler le taux de sucre dans le sang. En bref, notre foie est essentiel à notre survie et à notre bien-être général.

Ne devrions-nous donc pas faire tout ce qui est en notre pouvoir pour en prendre soin, l'entretenir et le protéger ? C'est la question que vous devriez vous poser. Car mon ami, si vous ne prenez pas soin de votre foie, qui le fera ?

Si vous avez du mal à imaginer comment les aliments que vous consommez peuvent affecter un organe aussi essentiel et polyvalent, considérez votre foie comme un super-héros. C'est un guerrier infatigable qui se bat pour que votre organisme reste propre et fonctionne au mieux. Maintenant, considérez les aliments que vous consommez comme l'équipe de soutien de ce super-héros : lui envoyez-vous des renforts sains qui renforcent ses capacités ou des ennemis déguisés qui l'affaiblissent et mettent sa mission en péril ?

Dans cette bataille pour la santé du foie, les aliments sont vos soldats, et il est important de connaître chacun d'entre eux, leurs forces et leurs faiblesses. Pour mieux comprendre comment les aliments affectent notre foie, nous devons comprendre comment ces soldats interagissent avec notre corps, comment ils aident ou gênent notre héros bien-aimé, le foie.

Connaissez-vous le célèbre proverbe : "Nous sommes ce que nous mangeons" ? Cet adage populaire trouve son origine dans une idée exprimée pour la première fois par le philosophe et gastronome français Anthelme Brillat-Savarin dans son ouvrage "Physiologie du Goût" en 1826. Dans sa phrase originale, il disait : "Dis-moi ce que tu manges et je te dirai ce que tu es". Cette citation, bien qu'ancienne, est toujours d'actualité.

Mais attention, nous ne sommes pas seulement ce que nous mangeons, mais aussi comment nous le mangeons, quand nous le mangeons et, surtout, comment notre corps le transforme et l'utilise. C'est là qu'intervient notre super-héros, le foie.

Considérez les aliments que vous consommez comme une série de messages que vous envoyez à votre corps. Chaque aliment envoie un message différent, influençant vos hormones, votre métabolisme, vos niveaux d'énergie et, oui, la santé de votre foie. Les aliments que nous mangeons sont décomposés en molécules plus petites au cours de la digestion. Ces molécules, telles que les acides aminés, les acides gras et les sucres, sont absorbées et transportées vers notre foie, où elles sont traitées et distribuées pour être utilisées par le reste de notre corps.

Par exemple, si nous consommons trop de sucres et d'hydrates de carbone raffinés (comme dans les fast-foods et les boissons gazeuses), notre foie est inondé de glucose et de fructose. Cela peut entraîner une résistance à l'insuline, une augmentation des triglycérides sanguins et, à terme, une accumulation de graisse dans le foie, connue sous le nom de stéatose hépatique.

Mais avant de paniquer, rappelez-vous que vous avez aussi le pouvoir d'envoyer des messages positifs à votre foie par le biais de l'alimentation. Une étude publiée en 2020 dans la revue "Nutrients" a montré que la consommation d'aliments riches en fibres, tels que les fruits, les légumes et les céréales complètes, peut améliorer la santé du foie en réduisant les niveaux de graisse hépatique et en améliorant la fonction hépatique.

Alors, cher lecteur, quel genre de message voulez-vous envoyer à votre foie ? Allez-vous le surcharger de sucres et de graisses nocives ou allez-vous le nourrir avec des aliments sains et riches en fibres ?

Si vous me permettez une petite plaisanterie, nous pourrions dire qu'en ce moment, vous avez le 'higado'r entre les mains. Dans une large mesure, l'entretien de cet organe dépend de vous.

Mais ne vous inquiétez pas, nous allons découvrir ensemble comment faire chanter à votre foie un air de santé et de vitalité, afin qu'il se sente plus fort et plus capable chaque jour. Êtes-vous prêt ? Alors, allons-y, il y a encore tant à découvrir.

Poursuivons notre voyage pour comprendre comment les aliments affectent notre foie. Je vous ai dit plus tôt que les aliments que vous mangez sont comme des messages que vous envoyez à votre corps et à votre foie. Mais que se passe-t-il lorsque ces messages sont contradictoires ou confus ? Laissez-moi vous donner un exemple.

Imaginez que vous essayez de construire un mur de briques, mais qu'on vous donne à la fois des briques et des éponges. D'un côté, les briques sont solides, stables et peuvent supporter un poids important, de l'autre, les éponges sont faibles, instables et s'effondrent sous la pression. Que se passe-t-il lorsque vous essayez de construire ce mur avec les deux matériaux ?

Eh bien, vous vous heurteriez probablement à un mur qui s'effrite facilement, un peu comme ce qui arrive à votre foie lorsqu'il reçoit des aliments sains mélangés à des aliments moins sains. Votre organisme, comme ce mur, a besoin de cohérence et d'homogénéité pour fonctionner correctement.

Considérez les aliments sains comme des briques et les aliments malsains comme des éponges. Les briques, telles que les légumes frais, les céréales complètes et les protéines maigres, fournissent les nutriments nécessaires au bon fonctionnement de notre organisme, et en particulier de notre foie. En revanche, les éponges, telles que les fast-foods et les aliments transformés, pleins de sucres et de graisses saturées, n'apportent pas les nutriments nécessaires et peuvent provoquer une inflammation et un stress sur le foie.

Dans son livre "Fat Chance : Beating the Odds Against Sugar, Processed Food, Obesity, and Disease" (2013), le Dr Robert Lustig explique comment les sucres ajoutés, en particulier le fructose, peuvent surcharger le foie et entraîner une résistance à l'insuline et une accumulation de graisse. Mais il souligne également qu'il y a de l'espoir. En suivant un régime pauvre en sucres ajoutés et riche en aliments complets, nous pouvons aider notre foie à se rétablir et à fonctionner correctement.

Et c'est là que votre rôle actif entre en jeu, cher lecteur. C'est vous qui choisissez le type de messages que vous envoyez à votre corps et à votre foie - choisirez-vous les briques de la santé ou les éponges de la maladie ?

Mais ne vous inquiétez pas, vous n'êtes pas seul dans cette aventure. Je suis là pour vous aider à faire les bons choix et à comprendre les conséquences de vos choix alimentaires. Je vous promets qu'ensemble, nous pourrons construire un mur solide et sain pour votre foie, un mur prêt à relever tous les défis. Êtes-vous prêt à aller plus loin ? Allez-y, le chemin de la santé vous attend à la page suivante.

Nous voici dans la dernière ligne droite de ce voyage à travers le corps et l'alimentation, où nous avons abordé la façon dont ce que nous mangeons affecte directement notre foie. Voyez-vous maintenant à quel point chaque choix alimentaire que nous faisons est important ? Comme le dit le vieil adage, vous êtes vraiment ce que vous mangez. Le voyez-vous clairement ?

Et vous vous demandez peut-être comment décider de ce qu'il faut manger en toute connaissance de cause ? Michael Pollan le résume parfaitement dans son livre "In Defense of Food : An Eater's Manifesto" (2008) avec son mantra : "Mangez de la nourriture. Pas trop. Surtout des plantes". Et oui, c'est si simple et pourtant si puissant. Nourrir son corps avec des aliments naturels et nutritifs peut faire toute la différence pour le foie et la santé en général.

Bien sûr, c'est plus facile à dire qu'à faire. Mais permettez-moi de vous assurer, cher lecteur, que vous faites des pas importants vers l'adoption d'un mode de vie plus sain par le simple fait que vous êtes ici, en train d'explorer ces informations. Chaque page que vous tournez est un pas en avant, chaque mot que vous lisez est une nouvelle brique dans la construction de votre mur de santé.

Avant de poursuivre, permettez-moi de vous présenter un bref résumé de ce que nous avons abordé jusqu'à présent. Nous avons parlé de l'importance du foie et de son rôle dans l'organisme. Nous avons démystifié la stéatose hépatique et expliqué comment l'alimentation affecte directement notre foie. Nous avons examiné comment le mélange d'aliments sains et malsains peut entraîner un stress inutile pour notre foie, et nous avons discuté de la manière dont vous pouvez faire des choix alimentaires plus sains.

Et maintenant, quelle est la prochaine étape ? Dans le prochain chapitre, nous explorerons une approche holistique de la guérison du foie. Non seulement nous parlerons de ce qu'il faut manger et de ce qu'il faut éviter, mais nous aborderons également l'importance de la santé mentale, de l'exercice physique et d'un sommeil adéquat dans le rétablissement et la santé de notre foie. Je vous promets un voyage fascinant, plein de découvertes et de moments qui vous ouvriront les yeux.

Êtes-vous prêt à poursuivre avec moi ce voyage vers la santé holistique ? Prêt à aller au-delà de ce que vous avez appris jusqu'à présent et à plonger dans une approche complète de la santé ? Si c'est le cas, tournez la page. Le prochain chapitre vous attend et je suis impatiente de continuer à partager ce voyage avec vous - foncez !

Chapitre 3 : La perspective holistique : une approche intégrale de la guérison du foie

Si vous vous souvenez bien du voyage que nous avons fait ensemble, dans le dernier chapitre, nous avons discuté en profondeur de la façon dont les aliments affectent notre foie et comment les choix alimentaires peuvent faire une grande différence. Avez-vous été surpris par l'impact que nos choix quotidiens peuvent avoir sur quelque chose d'aussi important que la santé du foie ? Ce n'est que la partie émergée de l'iceberg.

Allons maintenant plus loin. Dans ce chapitre, nous allons explorer une approche holistique de la guérison et du maintien d'un foie en bonne santé. Vous vous demandez peut-être pourquoi la perspective holistique est importante, ce qu'elle signifie vraiment et pourquoi il ne suffit pas de bien manger. Je suis sûr que vous en avez déjà une idée. Mais permettez-moi de le répéter : nous sommes des êtres complexes et notre bien-être physique ne dépend pas uniquement d'une bonne alimentation. En fait, si vous y regardez de plus près, vous verrez que notre santé est le résultat d'une série d'interactions complexes entre ce que nous mangeons, comment nous bougeons, comment nous pensons et comment nous nous sentons. Oui, c'est un grand puzzle.

La perspective holistique se concentre sur ce fait, comprenant que la santé et le bien-être sont plus que l'absence de maladie. Selon la définition donnée par l'Organisation mondiale de la santé en 1948, la santé est un état de complet bien-être physique, mental et social, et ne consiste pas seulement en une absence de maladie ou d'infirmité. Vous comprenez donc pourquoi nous ne pouvons pas nous limiter à la seule nutrition lorsque nous parlons de la santé du foie ?

Êtes-vous prêt à explorer cette approche holistique et à découvrir comment elle peut contribuer à la guérison de votre foie et à l'amélioration de votre qualité de vie d'une manière holistique ? Je vous promets un voyage fascinant. Mais avant de nous y plonger, faisons ensemble un exercice mental.

Imaginez que vous ayez chez vous une plante qui se fane : que feriez-vous pour l'aider à se rétablir ? Vous lui donneriez sans doute de l'eau, mais que feriez-vous d'autre ? Tiendriez-vous également compte de la qualité du sol ? Vérifieriez-vous qu'elle reçoit suffisamment de lumière ? Vous demanderiez-vous si elle se trouve dans un endroit trop chaud ou trop froid ? Certainement, car vous comprenez que la santé de la plante dépend d'une combinaison de facteurs. Il en va de même pour nous, et c'est précisément ce que souligne la perspective holistique.

Alors, mon ami, es-tu prêt à approfondir cette perspective holistique et à découvrir comment elle peut faire la différence dans ton cheminement vers la santé hépatique ? Allez, allons-y !

Voilà, c'est parti. Pour mieux comprendre la perspective holistique, je voudrais vous présenter quelques auteurs et penseurs influents dans ce domaine. Il faut savoir que cette approche n'est pas nouvelle ; elle est pratiquée et affinée depuis des milliers d'années dans diverses cultures et traditions à travers le monde.

Avez-vous déjà entendu parler de Deepak Chopra ? Il s'agit d'un médecin et écrivain indien-américain connu pour son approche de la médecine corps-esprit. Dans son livre "Perfect Health : The Complete Mind/Body Guide", publié en 1991, Chopra aborde l'ancien système de médecine indien connu sous le nom d'Ayurveda, qui se traduit littéralement par "la science de la vie". Selon Chopra, ce système reconnaît que chaque individu est unique et que la santé s'obtient en maintenant un équilibre entre le corps, l'âme et l'esprit.

Il y a aussi James Gordon, psychiatre américain, qui, dans son livre The Transformation : Discovering Wholeness and Healing After Trauma (2019), défend la capacité du corps et de l'esprit à guérir et à se transformer grâce à diverses approches holistiques, notamment la méditation, l'écriture expressive, le mouvement corporel, la relaxation profonde et la nutrition.

Bien entendu, il ne s'agit là que de deux exemples. Il existe de nombreux autres experts en santé holistique qui ont grandement contribué à cette vision globale de la santé. Leurs travaux nous montrent que chaque aspect de notre vie, de nos relations à nos habitudes de sommeil en passant par nos pensées et nos émotions, a un impact direct sur notre santé.

Laissons de côté les théories pour un moment et prenons un exemple concret. Imaginez que vous êtes un cadre de haut niveau, que vous avez une alimentation saine et que vous faites régulièrement de l'exercice. Cependant, vous travaillez 80 heures par semaine et vous avez rarement le temps de vous détendre ou de pratiquer des activités récréatives. Pensez-vous pouvoir rester en bonne santé à long terme en mangeant bien et en faisant de l'exercice ?

Votre intuition vous dit sûrement non, n'est-ce pas ? Et vous avez raison. Car même avec une alimentation et une activité physique optimales, le stress chronique et le manque de temps pour se détendre et se ressourcer peuvent entraîner toute une série de problèmes de santé, y compris, oui, vous l'avez deviné, des problèmes de foie.

Nous commençons à avoir une vue d'ensemble, n'est-ce pas ? Je vous invite maintenant à poursuivre l'exploration de cette approche holistique dans la prochaine partie de notre voyage ensemble.

Maintenant, je voudrais que vous visualisiez la perspective holistique sous la forme d'un cercle. Dans ce cercle, il n'y a ni début ni fin, chaque élément est interconnecté et contribue au bien-être des autres. Et que se passe-t-il si l'un de ces éléments est déséquilibré ? C'est exact, il peut créer un effet domino qui perturbe l'ensemble du système.

Permettez-moi de vous montrer comment cela fonctionne à l'aide d'un exemple. Imaginez Maria, une femme d'âge moyen qui travaille comme manager dans une société de marketing. Malgré une carrière réussie, Maria souffre d'insomnie chronique et se sent anxieuse et stressée la plupart du temps. Bien qu'elle mange sainement et fasse régulièrement de l'exercice, elle n'arrive pas à se débarrasser de son excès de poids et a développé une stéatose hépatique.

En examinant la situation de Maria d'un point de vue holistique, un praticien holistique s'intéresserait non seulement à son régime alimentaire et à son activité physique, mais aussi à son état mental et émotionnel, à son environnement de travail et à sa vie personnelle. Il pourrait découvrir que Maria ressent une pression constante pour respecter ses délais de travail, ce qui l'amène à travailler tard et à emporter du travail à la maison, réduisant ainsi son temps de repos et de relaxation.

En outre, Maria peut traverser un divorce difficile qui provoque de l'anxiété et du stress émotionnel. Ce stress chronique peut être la cause de son insomnie et peut également entraîner des changements hormonaux qui lui font prendre du poids et entravent le fonctionnement normal de son foie.

Pour traiter la stéatose hépatique de Maria et améliorer son état de santé général, une approche holistique impliquerait de travailler à l'amélioration de son environnement de travail, de lui fournir des stratégies de gestion du stress, de l'aider à trouver le temps de se détendre et de se reposer et, bien sûr, de continuer à manger sainement et à faire de l'exercice. C'est une façon d'aborder tous les aspects de sa vie qui contribuent à son problème de santé.

Voyez-vous comment chaque pièce du puzzle est interconnectée et influe sur les autres ? Comme l'a dit le célèbre poète John Donne, "aucun homme n'est une île" ; de même, aucune partie de notre corps ou aspect de notre santé n'existe en vase clos. Ils sont tous intimement liés.

Je souhaite qu'au fil de ce livre, vous commenciez à voir votre santé et votre vie dans cette perspective holistique, que vous voyiez que vous avez le pouvoir de changer votre santé et votre vie dans tous ses aspects. Je suis à vos côtés à chaque étape, alors que diriez-vous d'aller de l'avant ensemble ? Êtes-vous prêt à plonger plus profondément dans la sagesse que cette perspective holistique peut vous apporter ? Allez-y, il n'y a aucune raison d'avoir peur !

Il n'est donc pas surprenant que le grand philosophe Socrate ait dit qu'"une vie non examinée ne vaut pas la peine d'être vécue". Car, en fin de compte, notre parcours de santé n'est pas seulement un parcours physique, mais aussi un parcours émotionnel, mental et spirituel. Une véritable exploration de qui nous sommes et de la manière dont nous pouvons vivre notre vie aussi pleinement et sainement que possible.

Et quel est le rôle du foie dans tout cela ? Ah, cher lecteur, le foie est notre ouvrier fidèle et assidu, notre usine à détox, toujours là, jour et nuit, pour éliminer les déchets et les toxines, aider à la digestion des aliments et réguler nos fonctions corporelles. Si nous voulons vivre pleinement et sainement, prendre soin de notre foie est un excellent point de départ.

La beauté de la perspective holistique est qu'elle nous offre une façon de prendre soin de notre foie, et par conséquent de notre santé globale, qui va au-delà de la simple surveillance de ce que nous mangeons. Ne vous méprenez pas, une alimentation saine est un élément crucial, que nous avons étudié en profondeur dans le chapitre précédent. Mais en même temps, ce n'est qu'une pièce du puzzle. Votre santé mentale et émotionnelle, votre environnement, vos relations, votre niveau de stress ont tous un impact sur votre santé et votre foie.

Et c'est ce que nous avons exploré dans ce chapitre, n'est-ce pas ? Mais cher lecteur, il nous reste encore beaucoup de chemin à parcourir. L'aventure ne fait que commencer.

Permettez-moi de vous donner un petit aperçu de ce qui vous attend dans le prochain chapitre. Êtes-vous prêt ? Dans le prochain chapitre, nous irons plus loin dans notre démarche de santé holistique et nous explorerons les aliments spécifiques qui peuvent guérir et nourrir votre foie. Oui, cher lecteur, il est temps de passer à la pratique et de parler des aliments spécifiques qui peuvent faire des merveilles pour votre foie et votre santé en général.

Je vous promets que ce sera un voyage fascinant, plein de découvertes et de révélations. Êtes-vous prêt à aller de l'avant, à faire un pas de plus vers une vie plus saine et plus épanouie ? Êtes-vous prêt à poursuivre ce merveilleux voyage avec moi ? Je sais que vous l'êtes. Alors allez-y, il n'y a pas de temps à perdre, rendez-vous au prochain chapitre !

Chapitre 4 : Prenez le contrôle : des aliments pour guérir et nourrir votre foie

La beauté de la vie réside dans les choix que nous faisons. En tant qu'ami et compagnon de route vers un foie plus sain, je vous invite à envisager la possibilité que chaque choix alimentaire que vous faites n'est pas simplement un choix, mais une décision qui affecte directement votre santé et votre bien-être. Êtes-vous prêt à accepter ce pouvoir, le pouvoir de décider, et à l'utiliser à votre avantage ? Bien sûr que vous l'êtes ! N'est-ce pas excitant ?

Commençons par l'essentiel : pourquoi les choix alimentaires sont-ils si importants pour notre foie ? Imaginez que vous soyez propriétaire d'une voiture de luxe : verseriez-vous de l'huile de cuisson dans le réservoir d'essence ? Bien sûr que non ! De la même manière, notre corps, et en particulier notre foie, a besoin d'un type de "carburant" spécifique pour fonctionner de manière optimale.

Le foie est un organe exceptionnellement polyvalent, qui joue un rôle essentiel dans la digestion des aliments, l'élimination des toxines et le stockage des nutriments essentiels. Saviez-vous que votre foie est également chargé de convertir l'excès de glucose en une forme de stockage appelée glycogène ? Et qu'il peut décomposer ce glycogène en glucose pour l'utiliser en cas de baisse de la glycémie ? Impressionnant, n'est-ce pas ?

Maintenant, vous vous demandez peut-être : comment donner à mon foie les nutriments dont il a besoin ? Comment m'assurer que mon foie est en bonne santé et qu'il est capable de remplir toutes ses fonctions vitales ? Chère lectrice, cher lecteur, le prochain voyage de notre livre est conçu pour répondre à ces questions et à bien d'autres encore.

Dans ce chapitre, nous examinerons de plus près certains des aliments qui peuvent aider à guérir et à nourrir votre foie. Nous vous fournirons les informations dont vous avez besoin pour faire des choix alimentaires qui nourrissent votre foie et soutiennent votre santé.

Êtes-vous prêt à explorer le monde vaste et fascinant des aliments qui soignent et nourrissent votre foie ? Bien sûr que vous l'êtes ! Et je serai avec vous à chaque étape, partageant avec vous les connaissances, les idées et les outils qui vous permettront de prendre le contrôle et de faire des choix alimentaires sains pour votre foie.

Et si nous commencions notre aventure culinaire ? Êtes-vous prêt à dépoussiérer vos ustensiles de cuisine et à explorer les merveilles d'une alimentation saine pour le foie ? Je suis sûr que vous l'êtes ! Alors, sans plus attendre, plongeons dans ce chapitre passionnant de notre voyage.

Après notre voyage, je pense que c'est le moment idéal pour entrer dans les détails et approfondir la science derrière la nutrition et la santé du foie. Ne vous inquiétez pas, mon cher ami, je ne vous submergerai pas de jargon scientifique. Au contraire, il s'agira d'un voyage de découverte fascinant qui vous aidera à mieux comprendre le fonctionnement de votre corps.

Comme je l'ai mentionné précédemment, notre foie a besoin de certains nutriments pour fonctionner correctement. Mais quels sont ces nutriments et comment les intégrer dans notre alimentation ? Voici les héros intrépides de notre histoire : les protéines, les glucides, les lipides, les vitamines et les minéraux. Ils sont tous essentiels à la santé de notre foie.

Prenons l'exemple des protéines. Les protéines jouent un rôle crucial dans la réparation des cellules hépatiques et la production d'enzymes que le foie utilise pour décomposer les toxines. Mais que se passe-t-il si vous ne consommez pas assez de protéines ? Cela peut entraîner toute une série de problèmes, notamment une perte de masse musculaire et une diminution de la fonction immunitaire.

Les glucides, en revanche, fournissent l'énergie dont votre corps a besoin pour fonctionner correctement. En fait, les glucides sont la principale source d'énergie pour le cerveau et le système nerveux central. Saviez-vous qu'un manque de glucides peut entraîner une baisse d'énergie et des difficultés de concentration ?

Bien sûr, il y a aussi les graisses, qui ont souvent mauvaise réputation. Mais toutes les graisses ne se valent pas. Les graisses saines, comme les acides gras oméga-3 que l'on trouve dans les poissons gras et les noix, peuvent contribuer à réduire l'inflammation dans l'organisme et à améliorer la santé du foie.

Permettez-moi de citer Michael Pollan, auteur du livre "In Defense of Food : An Eater's Manifesto" (2008). Dans son livre, Pollan donne ce simple conseil : "Mangez de la nourriture. Pas trop. Surtout les plantes". Ce conseil est l'essence même d'un régime alimentaire sain pour le foie.

Mais comment suivre ces conseils dans notre vie quotidienne ? Comment intégrer ces nutriments dans notre alimentation ? Ne vous inquiétez pas, mon ami, ce sont les questions que nous allons explorer dans la prochaine partie de notre voyage. Ensemble, nous découvrirons les secrets d'une alimentation équilibrée qui peut vous aider à nourrir et à guérir votre foie.

Je suis sûr que vous êtes prêts à poursuivre notre aventure ! Alors, prenez votre esprit d'explorateur et venez avec moi pour ce voyage culinaire passionnant - allons-y !

Après la théorie, passons à la pratique. Comme un navigateur expert trace sa route, nous allons ensemble tracer le chemin d'une alimentation saine et réfléchie. Préparez-vous à explorer un territoire nutritif et savoureux qui peut transformer non seulement votre foie, mais aussi votre vie entière.

Saviez-vous que les choix alimentaires peuvent sembler anodins, mais qu'il s'agit en fait de l'un des actes les plus puissants que nous accomplissons chaque jour ? Faire des choix alimentaires revient à voter pour la santé ou la maladie, et le foie est l'un des principaux bénéficiaires de ces choix.

Commençons par les aliments riches en antioxydants - en avez-vous entendu parler, mon brave compagnon de voyage ? Ces composés puissants, présents en abondance dans les fruits et légumes colorés, aident à protéger les cellules du foie contre les dommages oxydatifs, ce qui contribue essentiellement à prévenir le vieillissement et les maladies. Par exemple, les baies, le brocoli, les agrumes, les épinards et les tomates sont d'excellentes sources d'antioxydants.

Bien sûr, il ne faut pas oublier les bonnes graisses que j'ai mentionnées plus haut, les acides gras oméga-3 étant excellents pour réduire l'inflammation et favoriser la santé du foie. Les acides gras oméga-3 sont excellents pour réduire l'inflammation et favoriser la santé du foie. Saviez-vous que les poissons tels que le saumon, le maquereau et les sardines sont riches en ces acides gras essentiels ? Les noix, les graines de chia et les graines de lin sont également des sources végétales d'oméga-3.

Prenons maintenant un repas typique et transformons-le en un festin sain pour le foie. Imaginons un filet de saumon grillé, accompagné d'une salade d'épinards aux baies, assaisonnée d'huile d'olive extra vierge et de jus de citron. Voyez-vous cela ? Sentez-vous cela ? Sentez-vous comment ce plat ravit vos sens tout en nourrissant votre foie ?

C'est ce type de nourriture que nous recherchons. Un repas qui satisfait nos sens et notre corps. Un festin qui nourrit et guérit. Comme l'a écrit le célèbre médecin et auteur Dr Mark Hyman dans son livre "Food : What the Heck Should I Eat ?" (2018), "La nourriture a le pouvoir de guérir ou le pouvoir de nuire." Mon ami, nous choisissons ensemble la voie de la guérison.

Maintenant que nous avons exploré le monde merveilleux des aliments sains pour le foie, plongeons dans les détails. Mais tout d'abord, permettez-moi de faire une pause : comment vous sentez-vous et êtes-vous prêt à continuer à vous engager sur la voie de la transformation et de la guérison ? Je sais que cela peut sembler insurmontable au début, mais je vous promets que chaque petit changement que vous ferez fera une grande différence. Alors, respirez profondément, souriez et préparez-vous à continuer à explorer. Prêt ? allez-y !

Jusqu'à présent, nous avons parcouru ensemble les autoroutes des macronutriments, les avenues des aliments riches en antioxydants et les allées des choix alimentaires conscients. Et si nous empruntions maintenant les chemins moins fréquentés des micronutriments ? Oui, je veux parler des vitamines et des minéraux qui constituent le rouage silencieux mais essentiel de la santé du foie.

Au cœur de ces micronutriments se trouve la vitamine E, un antioxydant qui peut aider à protéger le foie des dommages et à lutter contre l'inflammation. Les aliments riches en vitamine E comprennent notamment les noix et les graines, les épinards et les brocolis. En fait, une étude publiée en 2010 dans le New England Journal of Medicine a montré que la vitamine E était efficace dans le traitement de la stéatose hépatique non alcoolique.

En outre, le sélénium, un minéral que l'on trouve dans des aliments tels que les noix du Brésil, le poisson et les œufs, peut contribuer à stimuler la fonction hépatique et à lutter contre les dommages oxydatifs. Des recherches, telles qu'une étude publiée dans le Journal of Nutrition en 2012, ont montré un lien entre la carence en sélénium et les maladies du foie.

Qu'est-ce que cela signifie pour vous ? Tout simplement que chaque bouchée que vous prenez a un impact sur votre foie, et donc sur votre santé globale. Chaque choix alimentaire est l'occasion de nourrir et de protéger cet organe vital.

Mais n'oubliez pas que l'alimentation consciente ne concerne pas seulement les aliments que vous choisissez, mais aussi la manière dont vous les mangez. Mangez-vous dans un état de stress et de précipitation, ou prenez-vous le temps de savourer et d'apprécier votre nourriture ? Comme l'a dit à juste titre Jon Kabat-Zinn, auteur de "Full Catastrophe Living" (1990), "quand vous mangez, mangez". Cela semble simple, n'est-ce pas ? Mais cette simple pratique peut s'avérer très efficace !

Voilà, mon ami(e), vous avez entre les mains la boussole et la carte qui vous guideront vers une alimentation qui nourrit et protège votre foie. Vous tenez entre vos mains la boussole et la carte qui vous guideront vers une alimentation qui nourrit et protège votre foie. Comme toujours, je vous encourage à faire de petits changements et à vous ménager dans ce processus. La perfection n'est pas le but recherché, mais un progrès constant vers une meilleure santé et un plus grand bien-être.

Au fur et à mesure que nous avancerons dans le prochain chapitre, nous plongerons dans le monde fascinant de la science alimentaire et nous démystifierons certains des mythes nutritionnels qui obscurcissent souvent notre compréhension de ce que signifie réellement une bonne alimentation. Je vous promets que ce sera un voyage de découverte et de compréhension, plein de "aha" et de moments de révélation. Alors, respirez profondément, affirmez votre engagement envers votre santé et préparez-vous à aller de l'avant. Êtes-vous prêt ? Rendez-vous au prochain chapitre !

Chapitre 5 : La science de l'alimentation : démystifier les mythes nutritionnels

Bienvenue dans l'univers de la nutrition, où les mythes et les demi-vérités sont aussi répandus que les étoiles dans le ciel nocturne. C'est un désert de théories, souvent contradictoires, qui nous bombardent de toutes parts. Le sucre est mauvais, attendez, non, certains sucres sont bons. Les glucides font grossir, non, nous avons besoin de glucides pour l'énergie. Les aliments transformés sont mauvais, mais attendez, les salades prélavées et prêtes à consommer ne sont-elles pas aussi un type d'aliment transformé ?

Comme vous pouvez le constater, ce domaine est rempli de questions, et il semble souvent que pour chaque réponse que nous trouvons, dix autres questions sont soulevées. Mais que se passerait-il si nous pouvions éclaircir les eaux troubles de l'information nutritionnelle et trouver la clarté au milieu du chaos ? Que se passerait-il si nous pouvions séparer le bon grain de l'ivraie et comprendre ce qui est vraiment important dans notre alimentation ?

Bien sûr, nous ne sommes pas les premiers à nous lancer dans cette mission. Nombreux sont ceux qui, avant nous, ont tenté de percer la science de l'alimentation. L'un d'entre eux est Michael Pollan, auteur de "In Defence of Food : A Foodie's Manifesto" (2008), qui a proclamé une phrase simple mais puissante : "Mangez de la nourriture. Pas trop. Surtout des plantes. Ces simples mots résument une compréhension profonde de l'alimentation et de ce que devrait être notre relation avec la nourriture.

Que signifie réellement "manger de la nourriture" ? Comment distinguer la "vraie nourriture" de la "fausse nourriture" ? Pourquoi est-il important de manger principalement des plantes ? Et surtout, comment tout cela s'applique-t-il à notre conversation sur la santé du foie ?

Dans ce chapitre, nous répondrons à ces questions et à bien d'autres encore et, ensemble, nous démêlerons les mythes nutritionnels qui ont influencé nos choix alimentaires. Mais avant de commencer, permettez-moi de vous poser la question suivante : quel est, selon vous, le plus grand mythe alimentaire auquel vous avez été confronté ? Comment a-t-il influencé votre façon de manger ? Prenez le temps d'y réfléchir et, tant que vous y êtes, préparez-vous à un voyage dans le monde fascinant de la science alimentaire.

La tâche peut sembler ardue, mais ne vous inquiétez pas. Nous sommes tous dans le même bateau. Comme toujours, je vous invite à aller à votre rythme, à faire vos propres recherches et à ne pas hésiter à poser des questions. Après tout, vous êtes le capitaine de votre navire de santé et c'est vous qui avez le dernier mot lorsqu'il s'agit de votre bien-être.

Dans cette optique, prenons une grande respiration et faisons ensemble le premier pas vers la compréhension des mystères de l'alimentation et de la manière dont nous pouvons la faire travailler pour nous, et non contre nous. Êtes-vous prêt ? Commençons !

Décortiquons ces énigmes nutritionnelles et découvrons la vérité qui les sous-tend. Pour ce faire, nous devons explorer les fondements de la nutrition. Et pour cela, je vais citer une autorité en la matière, le Dr Walter C. Willett, auteur du livre

"Eat, Drink, and Be Healthy : The Harvard Medical School Guide to Healthy Eating" (2001).

Willett explique que les protéines, les glucides et les lipides sont les éléments constitutifs de notre alimentation. Ils sont tous nécessaires au bon fonctionnement de notre organisme. Mais la clé réside dans la qualité et la quantité de ces composants.

Prenons l'exemple des protéines. Tout un mythe s'est développé autour des protéines et de leur rôle dans la construction musculaire. Mais saviez-vous que les protéines sont également nécessaires pour produire les enzymes qui facilitent les réactions chimiques dans notre corps et pour produire les hormones qui régulent notre métabolisme et nos fonctions corporelles ? À propos de protéines, vous souvenez-vous de l'époque où le soja était considéré comme la panacée pour tous les maux de l'alimentation ? Bien sûr, le soja a de nombreuses vertus, mais il a aussi ses inconvénients. Tout ce qui brille n'est pas de l'or, n'est-ce pas ?

Passons maintenant aux glucides. Vous avez peut-être entendu dire que les glucides sont mauvais, qu'ils font prendre du poids et qu'il faut les éviter. Il est vrai que certains types de glucides peuvent entraîner des problèmes de santé. Mais les glucides ne sont pas l'ennemi en soi. Les glucides sont la principale source d'énergie pour notre corps, en particulier pour notre cerveau. L'essentiel est de choisir les bons glucides. C'est là qu'intervient la différence entre les glucides simples et les glucides complexes. Alors que les premiers sont digérés rapidement et peuvent provoquer des pics de glycémie, les seconds sont digérés plus lentement et fournissent une énergie durable.

Enfin, il y a la graisse. Il s'agit d'un sujet particulièrement épineux, qui fait l'objet de tant de mythes que l'on pourrait en faire un livre entier. Mais, comme pour les protéines et les glucides, toutes les graisses ne se valent pas. Les graisses saturées et les graisses trans sont nocives pour la santé, tandis que les graisses monoinsaturées et polyinsaturées sont bénéfiques et nécessaires à l'organisme.

Là encore, Willett soulève un point crucial. Ce n'est pas tant la quantité de graisse qui importe, mais le type de graisse que nous consommons. Et, étonnamment, les graisses saines peuvent jouer un rôle dans la prévention et le traitement de la stéatose hépatique. Intéressant, non ?

Et puisque nous parlons de graisse, vous vous souvenez peut-être qu'à une époque, nous étions tous obsédés par les produits "sans graisse". Or, il s'avère que lorsqu'on supprime les matières grasses de ces produits, on y ajoute souvent du sucre pour compenser la perte de saveur. Et ce sucre ajouté peut être encore plus néfaste pour notre santé que la graisse qui a été enlevée en premier lieu. Une ironie du sort, vous ne trouvez pas ?

Voici donc un exemple concret de la façon dont un mythe nutritionnel peut nous égarer. En fait, la croyance selon laquelle "sans graisse" signifie "sain" pourrait être l'une des raisons pour lesquelles l'obésité et les maladies liées à l'alimentation, telles que la stéatose hépatique, sont en augmentation. Une étude publiée dans le Journal of the American Medical Association en 2016 a révélé que les régimes riches en sucre, en particulier sous la forme de boissons sucrées, sont fortement associés aux maladies chroniques, y compris la stéatose hépatique.

Et puisque nous parlons de sucres, permettez-moi de vous présenter un autre mythe populaire : les édulcorants artificiels. Vous vous demandez peut-être s'ils sont vraiment la solution pour réduire la consommation de sucre sans sacrifier le goût sucré que nous aimons ? Michael Moss, auteur du livre "Salt Sugar Fat : How the Food Giants Hooked Us" (2013), souligne que les édulcorants artificiels peuvent tromper notre cerveau en lui faisant croire qu'il reçoit du sucre, ce qui peut augmenter les envies de sucreries et, en fin de compte, conduire à une consommation accrue d'aliments sucrés.

Outre les macronutriments, il existe également des micronutriments essentiels à notre organisme. Il s'agit notamment des vitamines et des minéraux qui contribuent à réguler nos fonctions corporelles et à maintenir notre état de santé général. Un mythe courant veut que nous ayons besoin de suppléments pour obtenir suffisamment de micronutriments. S'il est vrai que certains groupes de personnes, comme les personnes âgées ou les personnes souffrant de certaines maladies, peuvent avoir besoin de suppléments, la plupart d'entre nous peuvent obtenir suffisamment de micronutriments grâce à un régime alimentaire équilibré et varié.

Saviez-vous que les épinards ne contiennent pas autant de fer qu'on le pensait à l'origine ? Il s'agit d'un mythe qui trouve son origine dans une erreur de calcul commise par un scientifique au XIXe siècle. Bien que les épinards soient sains et présentent de nombreux avantages, ils ne sont pas la superstar du fer que l'on croyait autrefois.

Ce ne sont là que quelques exemples des nombreux mythes nutritionnels qui existent. Les démêler peut être un défi, mais c'est une étape cruciale pour comprendre comment notre alimentation affecte notre santé et notre foie. En fin de compte, la chose la plus importante à comprendre est qu'il n'existe pas de "superaliment" ou de "régime miracle" qui puisse guérir tous nos maux. Il s'agit plutôt de créer un mode d'alimentation équilibré et durable qui corresponde à nos besoins individuels et à nos objectifs de santé.

Maintenant que nous avons démystifié certains concepts, nous pouvons commencer à examiner comment la nutrition et une alimentation saine peuvent être nos alliés dans la lutte contre la stéatose hépatique. Êtes-vous prêt à découvrir comment vos habitudes alimentaires peuvent changer votre vie ? Allons-y !

Au cours de votre voyage de découverte, vous avez désormais une idée plus claire de certains des mythes nutritionnels les plus courants et, je l'espère, la détermination de suivre un régime alimentaire sain et équilibré. Ne vous sentez-vous pas en mesure d'agir ? Je crois que oui, et je suis convaincue que vous avez la capacité de faire des choix éclairés et sains pour votre bien-être et le soin de votre foie.

Vous souvenez-vous des aliments "pauvres en graisses" et "sans sucre" ? Après avoir démystifié ces concepts, vous comprenez maintenant que ces étiquettes ne signifient pas nécessairement qu'il s'agit de l'option la plus saine. En fait, vous devez aller au-delà de ces allégations pour comprendre la véritable composition de ce que vous consommez. Et, bien sûr, les édulcorants artificiels, qui sont souvent considérés comme une alternative "plus sûre" au sucre, peuvent déclencher un cercle vicieux de fringales sucrées, a révélé Michael Moss.

Le fait que vous soyez arrivé jusqu'ici témoigne de votre engagement en faveur de votre santé et de votre bien-être. Comme je l'ai mentionné précédemment, la nutrition est un élément essentiel pour maintenir un foie sain et prévenir la stéatose hépatique. En réalité, il n'existe pas de raccourcis ou de solutions magiques. Il s'agit d'un chemin d'engagement, de découverte de soi et, surtout, d'amour de soi. Comme le dit le nutritionniste et auteur Michael Pollan dans son livre "In Defense of Food" (2008), "Mangez de la nourriture. Pas trop. Surtout des plantes. Et j'ajouterais, mangez consciemment.

Cependant, ce voyage ne concerne pas seulement ce que vous mangez, mais aussi la façon dont vous le faites. Et c'est là qu'intervient notre prochain sujet : les émotions et la façon dont elles peuvent affecter la santé de votre foie. Oui, vous l'avez deviné. Les émotions jouent un rôle crucial dans notre santé générale, et plus encore dans la santé de notre foie.

Dans le prochain chapitre, nous allons explorer comment le stress et l'anxiété peuvent affecter la santé de votre foie et ce que vous pouvez faire pour y remédier. Saviez-vous que vos émotions peuvent avoir un impact direct sur vos choix alimentaires et donc sur votre foie ? Je vous invite à poursuivre ce voyage, où vous découvrirez comment la gestion de vos émotions peut être un outil puissant pour améliorer la santé de votre foie et votre vie en général.

Alors, êtes-vous prêt à franchir la prochaine étape de ce voyage vers la découverte de soi et la santé ? Je vous assure que le voyage en vaut la peine. N'oublie pas, mon ami, que c'est toi qui as le contrôle et que je suis là pour t'accompagner à chaque étape. Prêt à aller de l'avant ? Vas-y, vas-y !

Chapitre 6 : Foie gras et émotions : L'impact du stress et de l'anxiété

Jusqu'à présent, nous avons percé les mystères d'une alimentation saine et de sa relation avec notre foie. Aujourd'hui, j'aimerais que vous vous arrêtiez un instant et que vous respiriez profondément. Vous sentez-vous bien ? Êtes-vous stressé ? Quelles émotions éprouvez-vous en ce moment même ? Saviez-vous que ces émotions peuvent avoir un impact significatif sur votre foie et, par conséquent, sur votre santé en général ?

Comment cela se fait-il ? demanderez-vous. Eh bien, mon ami, les émotions et leurs effets sur notre santé sont un sujet intriguant et souvent sous-estimé. Certains diraient même que nos émotions peuvent être aussi nourrissantes ou nocives pour notre santé que la nourriture que nous mangeons.

Le lien entre le corps et l'esprit est reconnu par la médecine traditionnelle depuis des siècles, et la médecine occidentale commence aujourd'hui à le comprendre et à l'apprécier. Mais comment un sentiment, quelque chose qui semble si éthéré et abstrait, peut-il affecter quelque chose d'aussi tangible et physique que notre corps ?

Nous allons approfondir ce sujet, mais avant, je voudrais que vous réfléchissiez à cette citation de Deepak Chopra, auteur de "Quantum Healing" (1989) : "Chaque cellule de votre corps est constamment à l'écoute de chacune de vos pensées". Imaginez un instant le pouvoir de vos pensées et de vos émotions sur votre corps, y compris votre foie.

Si cela vous intrigue, je vous assure que c'est le cas. Car lorsque nous commençons à comprendre l'influence de nos émotions sur notre santé, nous pouvons également commencer à contrôler et à gérer ces émotions pour notre bien-être. Et, surtout, pour prendre soin de notre précieux foie.

Dans ce chapitre, nous allons voir comment nos émotions, en particulier le stress et l'anxiété, peuvent affecter la santé de notre foie. Nous apprendrons également comment mieux gérer ces émotions. Êtes-vous prêt à plonger dans ce monde fascinant ? Prêt à explorer le lien entre le corps et l'esprit d'une manière que vous n'avez peut-être jamais envisagée auparavant ?

Je sais que cela peut sembler intimidant, mais c'est aussi incroyablement stimulant. Alors, découvrons ensemble comment nos émotions peuvent influencer la santé de notre foie et comment nous pouvons utiliser ces connaissances pour améliorer notre santé et notre bien-être en général.

Maintenant que nous avons établi que les émotions ont un impact significatif sur la santé de notre foie, entrons dans les détails. Permettez-moi d'illustrer ce concept à l'aide d'un livre fascinant intitulé "Emotional Intelligence", écrit par Daniel Goleman en 1995. Dans son ouvrage, Goleman propose que nos émotions soient aussi importantes pour notre survie et notre bien-être que notre capacité à raisonner et à penser. Il ne s'agit pas seulement de ce que vous mangez ou de la quantité d'exercice que vous faites, mais aussi de la manière dont vous gérez vos émotions. Et non, il ne s'agit pas d'une sorte de charabia new age. Il existe des preuves scientifiques à l'appui. Mais avant d'entrer dans le vif du sujet, permettez-moi de vous poser une question : avez-vous déjà remarqué comment vous vous sentez après une dispute intense ou pendant une période de stress au travail ?

Vous vous sentez probablement épuisé, n'est-ce pas ? C'est parce que votre corps réagit au stress en libérant un certain nombre d'hormones, comme le cortisol. Le cortisol, parfois appelé "hormone du stress", peut avoir des effets importants sur l'organisme, y compris sur le foie.

Un taux élevé de cortisol peut entraîner une augmentation de la graisse abdominale et une diminution de la fonction hépatique. C'est un problème car, comme vous le savez, la graisse abdominale est liée à la stéatose hépatique. Oui, cette même stéatose hépatique que nous essayons de combattre.

Dans son livre "Why Zebras Don't Get Ulcers" (1994), Robert M. Sapolsky explique comment le stress chronique peut provoquer toute une série de problèmes de santé, y compris un dysfonctionnement du foie. Imaginez que vous êtes un zèbre, courant dans la savane pour échapper à un lion. C'est le stress aigu. Une fois que vous avez échappé au lion, votre corps se rétablit. Mais qu'en est-il si ce lion vous poursuit tous les jours, toute la journée ? C'est le stress chronique.

Vous vous demandez peut-être : "Bon, je sais maintenant que le stress et les émotions peuvent affecter mon foie, mais que puis-je faire pour y remédier ? Je suis heureux que vous vous posiez la question. En effet, la gestion du stress et des émotions est non seulement possible, mais elle peut constituer l'un des outils les plus puissants de votre arsenal pour améliorer la santé de votre foie.

L'essentiel est de trouver des moyens efficaces de gérer ses émotions et son stress. Et non, il ne s'agit pas d'éviter toutes les situations stressantes ou de réprimer ses émotions. Il s'agit d'apprendre à les gérer de manière saine.

Nous approfondirons ce concept dans la section suivante. Mais pour l'instant, j'aimerais que vous pensiez à votre propre vie. Où voyez-vous l'impact du stress et des émotions ? Quels changements pouvez-vous apporter aujourd'hui pour commencer à mieux gérer ces émotions ? N'oubliez pas que les petits pas peuvent conduire à de grands changements. Alors, êtes-vous prêt à poursuivre l'exploration de ce voyage fascinant ? Je vous promets, mon ami, que cela en vaut la peine.

Parlons maintenant des moyens efficaces de gérer vos émotions et votre stress. Ce n'est un secret pour personne : vivre dans un état de tension permanente est épuisant, non seulement pour l'esprit, mais aussi pour le corps. Et oui, notre fidèle foie en subit également les conséquences.

Comme pour le régime alimentaire et la nutrition, il n'existe pas de solution unique pour gérer le stress et les émotions. Ce qui fonctionne pour l'un peut ne pas fonctionner pour l'autre. Je vous encourage donc à essayer différentes approches et à voir ce qui vous convient le mieux.

Cependant, certaines stratégies se sont avérées efficaces pour de nombreuses personnes. Dans "The Relaxation Response" (1975), le Dr Herbert Benson décrit une technique simple mais puissante pour lutter contre le stress. Elle consiste à s'asseoir confortablement, à fermer les yeux, à se détendre et à répéter un mot ou une phrase, comme "paix" ou "relax", tout en respirant calmement et régulièrement. Ce processus permet d'activer la réponse de relaxation du corps, ce qui peut réduire le stress et l'anxiété.

Faisons un exercice : souvenez-vous de la dernière fois où vous vous êtes senti vraiment stressé ? Que diriez-vous d'essayer de revoir cette situation et de réfléchir à la manière dont vous auriez pu utiliser la technique du Dr Benson à ce moment-là ? Il ne s'agit pas de changer le passé, mais de trouver des moyens de mieux gérer des situations similaires à l'avenir.

Vous vous dites peut-être : "C'est très bien, mais je n'ai pas le temps de m'asseoir et de méditer tous les jours". Je comprends, nous sommes tous très occupés. Mais si je vous disais qu'il existe des moyens d'intégrer la gestion du stress dans votre routine quotidienne sans avoir à y consacrer beaucoup de temps supplémentaire ?

L'une des techniques est la pratique de la pleine conscience, qui consiste simplement à prêter attention à ce qui se passe dans le présent. Dans son livre "Full Catastrophe Living" (1990), Jon Kabat-Zinn décrit comment la pleine conscience peut nous aider à gérer le stress et à améliorer notre santé.

Par exemple, vous pouvez pratiquer la pleine conscience en vous brossant les dents, en vous rendant au travail en voiture ou en mangeant. Il s'agit simplement de remarquer ce qui se passe à ce moment-là, sans jugement. Ce faisant, nous pouvons briser le cycle du stress et de l'anxiété et donner à notre corps une chance de se détendre et de guérir.

Je crois fermement que vous êtes capable de mettre en œuvre ces changements. N'oubliez pas, cher ami, que vous êtes sur la voie de la découverte et de la croissance personnelle, et que chaque pas que vous faites vous rapproche d'un foie plus sain et d'une vie plus épanouie. Prêt à poursuivre ce voyage ? Je me réjouis de vous retrouver dans la prochaine section.

Nous avons fait un tour passionnant du monde des émotions et du stress dans ce chapitre, n'est-ce pas ? Permettez-moi maintenant de vous présenter le monde fascinant des neurosciences et leur relation avec le stress. Saviez-vous que vos pensées et vos émotions ont un impact direct sur votre biologie ?

Le neuroscientifique et auteur Antonio Damasio, dans son livre "Descartes' Error : The Reason for Emotions" (1994), explique que nos émotions ne sont pas de simples caprices éphémères, mais qu'elles jouent un rôle fondamental dans notre survie et notre prise de décision. Notre cerveau et notre corps sont intrinsèquement liés, et la façon dont nous nous sentons émotionnellement peut directement affecter notre santé physique.

Par exemple, lorsque vous êtes stressé, votre corps libère des hormones de stress telles que le cortisol. À petites doses, ces hormones peuvent être utiles, car elles vous aident à réagir rapidement aux menaces perçues. Mais lorsque vous êtes constamment stressé, ces hormones peuvent provoquer une inflammation qui peut avoir des effets négatifs sur de nombreux organes, y compris le foie.

Imaginez un instant : à quoi ressemblerait votre vie si vous pouviez gérer votre stress plus efficacement ? Que ressentirait votre corps s'il était libéré de l'afflux constant d'hormones de stress ? Comment changerait votre relation avec la nourriture et votre santé si vous étiez plus à l'écoute de vos émotions ?

Je peux vous assurer que vous aurez plus d'énergie, que vous vous sentirez plus équilibré et que votre foie vous remerciera énormément. Mais vous n'êtes pas obligé de me croire sur parole. Je vous encourage à le constater par vous-même.

Dans le prochain chapitre, nous explorerons plus en profondeur le monde fascinant de nos rythmes biologiques et découvrirons pourquoi le sommeil est un élément crucial de notre santé hépatique. Nous nous embarquerons pour un voyage à travers le paysage nocturne de notre corps, là où la magie opère pendant que nous dormons. Prêt pour ce nouveau voyage ? Ne vous inquiétez pas, je suis là avec vous, étape par étape, pour transformer le complexe en simple et l'accablant en gérable.

Tu n'es pas seul dans cette aventure, mon ami. Alors respirez profondément, souriez et poursuivons ensemble cette extraordinaire aventure vers la santé et le bien-être. Prêt à continuer ? Le prochain chapitre promet d'être tout aussi passionnant que celui-ci, si ce n'est plus. C'est parti !

Chapitre 7 : Réinitialisez votre horloge interne : l'importance du sommeil pour la santé du foie

Cher lecteur, si vous lisez ces lignes, vous êtes probablement assis sur votre canapé préféré, une tasse de thé à la main, peut-être dans un coin tranquille de votre maison. Fermez les yeux un instant. Imaginez l'obscurité enveloppante, l'immobilité, le calme qui vous entoure. C'est la sensation de sommeil, un état auquel nous aspirons tous après une journée fatigante.

Vous êtes-vous déjà demandé pourquoi nous avons besoin de dormir ? C'est un mystère fascinant qui déconcerte les scientifiques depuis des siècles. Si nous savons que le sommeil est essentiel à notre santé et à notre bien-être, sa véritable fonction fait encore l'objet d'intenses recherches.

Et si je vous disais que le sommeil peut avoir un impact significatif sur la santé de votre foie ? Oui, cet organe dont nous parlons depuis quelques chapitres a une relation plus étroite avec votre sommeil que vous ne le pensez. Surpris ? Eh bien, vous le serez aussi avec ce que je vais vous dire.

Au cas où vous ne le sauriez pas, chaque organe de votre corps, y compris votre foie, possède une horloge interne appelée horloge circadienne. Cette horloge régule une multitude de processus physiologiques, de la digestion à la désintoxication, en accord avec le cycle de 24 heures du jour et de la nuit. En fait, lorsque cette horloge est déréglée, l'ensemble de l'organisme, y compris le foie, peut tomber dans le chaos.

Je ne suis pas le seul, Matthew Walker, auteur du livre "Why We Sleep : The New Science of Sleep and Dreams" (2017), l'explique avec éloquence. "Le sommeil est le fondement de votre santé et de votre bien-être", affirme Walker. Et il a raison. Un bon sommeil peut faire des merveilles pour votre corps et votre esprit. Mais pas seulement, un sommeil réparateur peut également avoir un effet protecteur sur votre foie.

Vous rendez-vous compte que tout est interconnecté dans notre corps ? Vous émerveillez-vous de la beauté de cette machinerie parfaitement synchronisée ? Je vous assure, cher lecteur, que la nature est sage et qu'en continuant à percer ses mystères, nous ne pouvons qu'être émerveillés.

Maintenant, vous vous demandez probablement : Comment puis-je m'assurer que mon horloge interne est en phase avec le cycle naturel du jour et de la nuit ? Comment puis-je améliorer la qualité de mon sommeil pour protéger mon foie ? Ce sont d'excellentes questions, mon ami. Et je vous promets que dans ce chapitre, je vous prendrai par la main pour explorer ensemble les réponses à ces questions.

Mais avant cela, j'ai une question à vous poser : avez-vous déjà eu des problèmes de sommeil ? Vous êtes-vous déjà retrouvé à vous retourner dans votre lit, incapable de vous endormir, alors que l'horloge avançait inexorablement ? Si c'est le cas, vous n'êtes pas seul. Le manque de sommeil est un problème grave dans le monde moderne. La vie trépidante que nous menons, la surcharge d'informations, l'interaction constante avec les écrans, tout cela contribue à nous maintenir éveillés et à nous éloigner d'un sommeil sain.

La société moderne, qui vante les vertus d'être toujours active et occupée, a oublié la valeur ancienne de l'immobilité, de l'obscurité, du sommeil", explique Alanna McGinn dans son livre "This Baby Loves Sleep" (2019). Et elle a raison. Dans la course à l'accomplissement, nous avons perdu la capacité de nous détendre, de nous déconnecter, de bien dormir.

Mais quel est le rapport avec la santé de votre foie ? Eh bien, il s'avère qu'il y a beaucoup de choses à voir. Lorsque vous ne dormez pas assez ou que votre sommeil est de mauvaise qualité, votre horloge circadienne se dérègle. Dans ce cas, le foie ne peut pas remplir ses fonctions correctement. Cela peut entraîner une accumulation de toxines dans l'organisme et, à terme, des problèmes tels que la stéatose hépatique.

Ce n'est pas un sujet à prendre à la légère, n'est-ce pas ? C'est pourquoi il est essentiel d'accorder au sommeil l'importance qu'il mérite. En fait, le sommeil peut être votre allié dans la lutte contre la stéatose hépatique. "Bien dormir, c'est comme s'offrir une cure de désintoxication tous les soirs", affirme le Dr Michael Breus dans son livre The Power of When (2016). Et c'est tout à fait vrai.

Mais comment améliorer la qualité de votre sommeil ? Comment aider votre corps à se synchroniser avec son horloge interne ? C'est là qu'entrent en jeu des concepts tels que l'hygiène du sommeil et la chronobiologie.

L'hygiène du sommeil est un ensemble d'habitudes qui vous aident à mieux dormir. Il s'agit notamment d'éviter la caféine et les écrans avant de se coucher, de garder sa chambre sombre et fraîche et d'établir une routine de sommeil régulière.

La chronobiologie, quant à elle, est l'étude des rythmes biologiques et de leur influence sur notre santé. Elle nous apprend qu'il existe des moments optimaux au cours de la journée et de la nuit pour différentes activités, qu'il s'agisse de manger, de faire de l'exercice ou, bien sûr, de dormir.

Êtes-vous impatient d'explorer ces concepts et de voir comment ils peuvent vous aider à mieux dormir et à protéger votre foie ? Moi aussi. Alors, plongeons dans le monde fascinant du sommeil et découvrons comment cet état naturel peut être votre allié dans la lutte contre la stéatose hépatique. Après tout, rien ne vaut une bonne nuit de sommeil, n'est-ce pas ? Et si cette bonne nuit de sommeil peut aussi vous aider à garder votre foie en bonne santé, alors tout le monde y gagne.

Mais avant de plonger dans le monde de l'hygiène du sommeil et de la chronobiologie, j'aimerais que vous réfléchissiez un instant. Quelle est votre routine de sommeil actuelle ? Vous considérez-vous comme un oiseau de nuit ou comme une alouette matinale ? Remarquez-vous que votre énergie fluctue au cours de la journée et de la nuit ? Vous sentez-vous reposé lorsque vous vous réveillez ou vous traînez-vous dans la matinée avec des yeux lourds et un corps fatigué ? La première étape pour améliorer votre sommeil, et par conséquent la santé de votre foie, est de prendre conscience de vos habitudes et de vos schémas de sommeil actuels.

Si vous êtes prêt à faire ce voyage avec moi, je vous assure que le résultat sera transformateur. Alors, respirez profondément et préparez-vous à ce voyage passionnant vers un sommeil de meilleure qualité et un foie plus sain.

Avant de nous pencher sur l'hygiène du sommeil, examinons une situation très courante. Imaginons que vous vous trouviez à un dîner entre amis. L'ambiance est joyeuse, il y a des rires, de la bonne nourriture, peut-être un peu de vin. Vous vous sentez heureux et en paix. Mais une fois rentré chez vous, vous vous rendez compte qu'il est trop tard. Vous savez que vous devriez aller vous coucher, mais vous vous sentez plein d'énergie. Vous décidez de rester éveillé un peu plus longtemps, peut-être en regardant votre série préférée à la télévision. Lorsque vous vous couchez enfin, vous vous rendez compte que vous n'arrivez pas à dormir. Vos pensées vont et viennent, votre corps est agité. Résultat : vous vous réveillez le lendemain épuisé et fatigué.

C'est un exemple classique de la façon dont notre mode de vie moderne peut perturber notre horloge circadienne. Bien que cela puisse sembler innocent, ces perturbations constantes de notre cycle de sommeil peuvent avoir des conséquences néfastes sur notre santé hépatique.

Till Roenneberg est un expert en chronobiologie qui a écrit un livre fascinant intitulé "Internal Time : Chronotypes, Social Jet Lag, and Why You're So Tired" (2012). Dans son livre, Roenneberg explique comment notre société est programmée contre nos horloges internes. Et oui, il parle aussi de la façon dont cela affecte la santé de notre foie.

Selon Roenneberg, chacun de nous a un chronotype, c'est-à-dire une prédisposition à se sentir plus éveillé ou plus fatigué à différents moments de la journée. Certains d'entre nous sont des lève-tôt, qui aiment se réveiller tôt et se sentent plus actifs le matin. D'autres sont des noctambules, qui préfèrent se coucher tard et dormir tard.

Le problème survient lorsque nos responsabilités et nos horaires quotidiens ne correspondent pas à notre chronotype. Ce décalage est connu sous le nom de "décalage horaire social", un terme inventé par Roenneberg pour décrire ce que nous ressentons lorsque notre horloge interne n'est pas synchronisée avec nos horaires de veille et de sommeil. Et oui, le décalage horaire social peut avoir un impact négatif sur la santé de notre foie.

Alors que pouvons-nous faire, comment pouvons-nous réaligner notre horloge interne sur notre rythme de vie quotidien et améliorer ainsi la santé de notre foie ? La réponse réside dans l'hygiène du sommeil et le respect de nos rythmes circadiens naturels autant que possible. Par exemple, essayez d'établir une routine de sommeil régulière en vous couchant et en vous réveillant tous les jours à la même heure. Évitez l'exposition à la lumière vive, en particulier à la lumière bleue des écrans, avant l'heure du coucher. Créez un environnement de sommeil calme et relaxant. Ce ne sont là que quelques-uns des moyens d'améliorer la qualité de votre sommeil et, par conséquent, la santé de votre foie.

Permettez-moi de vous faire part d'une idée que je trouve toujours utile. Imaginez que vous êtes un jardinier. Votre corps est le jardin que vous entretenez. Le sommeil est comme l'eau dont vous arrosez vos plantes. Si elles ne reçoivent pas assez d'eau, vos plantes se flétrissent et s'affaiblissent. De la même manière, si vous ne dormez pas assez, votre corps s'affaiblira et ne pourra pas fonctionner correctement.

En revanche, si vous arrosez régulièrement et correctement vos plantes, elles s'épanouiront et pousseront vigoureusement. De même, si vous prenez soin de votre sommeil, votre corps réagira avec vitalité et santé. Cela ne vaut-il donc pas la peine d'investir un peu de temps et d'efforts pour prendre soin de votre sommeil ?

Dans le contexte de notre foie, ce concept est encore plus crucial. Comme mentionné dans le chapitre précédent (chapitre 6), le foie est un organe vital qui remplit des centaines de fonctions importantes dans notre corps. Mais il a également besoin de se reposer pour remplir efficacement ces fonctions. Et ce repos prend la forme d'une bonne nuit de sommeil.

En outre, des recherches récentes suggèrent que le manque de sommeil peut entraîner une augmentation de la graisse du foie. Une étude publiée en 2018 dans le Journal of Hepatology a montré que les personnes qui dorment moins de 6 heures par nuit ont un risque accru de stéatose hépatique non alcoolique. Ainsi, en améliorant votre sommeil, vous aidez également votre foie à rester en bonne santé.

Nous sommes à la fin de ce chapitre. J'espère que vous comprenez mieux l'importance du sommeil pour la santé de votre foie et que vous êtes prêt à modifier vos habitudes de sommeil.

Mais ne vous inquiétez pas, vous n'êtes pas seul. Je suis là pour vous guider à chaque étape. Ensemble, nous pouvons faire ce voyage vers un sommeil de meilleure qualité et un foie plus sain.

Êtes-vous prêt à passer à l'étape suivante ? Êtes-vous prêt à passer à l'action et à transformer votre vie ?

Dans le prochain chapitre, nous parlerons de l'activité physique et de la façon dont elle peut être votre alliée dans la lutte contre la stéatose hépatique. Saviez-vous que même une petite quantité d'exercice peut avoir un impact significatif sur la santé de votre foie et qu'il n'est pas nécessaire d'être un athlète de haut niveau pour profiter des bienfaits de l'exercice ?

Préparez-vous donc à donner un coup de fouet à votre organisme et à entamer ce voyage passionnant vers un foie plus sain. Je vous promets que ce sera une aventure pleine de découvertes et de joie.

Chapitre 8 : L'activité physique : votre alliée dans la lutte contre le foie gras

Laissez-moi vous brosser un tableau. Imaginez une belle voiture de course, brillante, polie, équipée du moteur le plus avancé et de la plus haute technologie. Mais cette voiture reste dans un garage et prend la poussière. Maintenant, dites-moi, quel est l'intérêt d'avoir un véhicule aussi sophistiqué et avancé s'il n'est pas utilisé pour l'usage auquel il est destiné ?

Vous avez un véhicule, une machine magnifiquement conçue et extraordinairement performante : votre corps. Et tout comme cette voiture de course, il est conçu pour bouger. L'activité physique n'est pas un simple ajout, c'est une nécessité intrinsèque pour notre santé et notre bien-être. De plus, c'est un outil puissant dans votre lutte contre la stéatose hépatique.

Vous vous dites peut-être : "Mais je ne suis pas sportif", ou "Je n'ai pas le temps de faire de l'exercice". Ou peut-être pensez-vous à toutes ces tentatives infructueuses de vous astreindre à une routine d'exercice. Je comprends, croyez-moi. Nous sommes passés par là. Mais je ne vous demande pas de devenir un athlète olympique ou de consacrer des heures et des heures chaque jour à l'exercice. Ce que je vous demande, c'est de bouger, de réveiller votre corps, de l'utiliser pour ce à quoi il est destiné.

Tout au long de ce chapitre, nous découvrirons ensemble comment l'activité physique peut devenir votre alliée, votre partenaire de combat dans la lutte contre la stéatose hépatique. Vous apprendrez comment de petits changements dans votre mode de vie peuvent avoir un impact énorme sur la santé de votre foie. Nous examinerons les raisons scientifiques qui sous-tendent les bienfaits de l'exercice physique et la manière dont vous pouvez intégrer ce puissant outil dans votre vie quotidienne.

Mais avant d'entrer dans les détails, j'aimerais que vous réfléchissiez un instant. Que pensez-vous qu'il vous serait possible de faire si vous intégriez plus d'activité physique dans votre vie ? Je ne parle pas seulement des bienfaits pour la santé physique, mais aussi de l'énergie, de la confiance, de la joie de vivre. Comment vous sentiriez-vous ? Comment votre vie changerait-elle ?

La science a démontré de manière irréfutable les avantages d'une activité physique régulière pour notre santé globale. Cela va de la réduction du risque de maladies cardiaques et de diabète à l'amélioration de la santé mentale et de la qualité du sommeil. Mais il existe une zone spécifique de notre corps qui bénéficie grandement de l'activité physique : notre foie.

Le foie, ce merveilleux et infatigable travailleur, entretient une relation particulière avec l'activité physique. Dans leur livre "Fatty Liver : You Can Reverse It" (2010), les docteurs Sandra Cabot et Thomas Eanelli décrivent comment l'activité physique aide notre foie à faire son travail plus efficacement.

L'activité physique est bénéfique pour le foie à plusieurs égards. Tout d'abord, elle contribue à réduire les graisses dans tout le corps, y compris celles qui s'accumulent dans le foie. Lorsque nous bougeons, notre corps brûle des graisses comme source d'énergie. Par conséquent, plus vous bougez, plus votre corps peut brûler de graisses.

Deuxièmement, l'activité physique améliore la sensibilité à l'insuline. La résistance à l'insuline, c'est-à-dire le fait que nos cellules ne répondent pas correctement à l'insuline, est un facteur clé dans le développement de la stéatose hépatique. En améliorant notre sensibilité à l'insuline, nous contribuons à prévenir et à inverser la stéatose hépatique.

En outre, l'activité physique réduit l'inflammation dans notre corps. Saviez-vous que la stéatose hépatique va souvent de pair avec l'inflammation ? En réduisant l'inflammation dans notre corps, nous créons donc un environnement plus sain pour notre foie.

Mais ce n'est pas tout ! L'activité physique peut également contribuer à réduire le stress et à améliorer notre santé mentale, deux facteurs souvent présents chez les personnes atteintes de stéatose hépatique. Ainsi, en bougeant votre corps, vous améliorez non seulement la santé de votre foie, mais aussi votre santé mentale et émotionnelle.

Dans leur livre Exercise for Mood and Anxiety : Proven Strategies for Overcoming Depression and Enhancing Well-being (2011), les docteurs Michael Otto et Jasper Smits expliquent comment l'exercice peut être un outil puissant pour améliorer notre santé mentale. Ainsi, lorsque vous décidez de bouger, vous ne prenez pas seulement une décision pour votre santé physique, mais aussi pour votre bien-être émotionnel.

Mais comment intégrer ce puissant outil dans notre vie ? Comment commencer à bouger davantage, surtout si nous n'avons pas été très actifs dans le passé ou si notre vie quotidienne ne nous laisse pas beaucoup de temps libre ?

N'oubliez pas que l'essentiel est de procéder à de petits changements. Il n'est pas nécessaire de courir un marathon ou de consacrer des heures chaque jour à l'exercice pour en récolter les fruits. Que diriez-vous de prendre les escaliers au lieu de l'ascenseur, de vous lever et de vous étirer toutes les heures si vous travaillez assis, ou de faire une promenade après le dîner au lieu de regarder la télévision ?

Même une activité aussi simple que les petites tâches ménagères peut être considérée comme une activité physique. Avez-vous déjà remarqué comment vous vous sentez après une journée de ménage intensif ? C'est parce que même ces activités sont considérées comme de l'exercice et aident votre corps et votre foie à mieux fonctionner.

L'exercice ne doit pas être une corvée ou une punition. En fait, si vous le voyez de cette façon, vous risquez davantage de vous décourager et d'abandonner. Considérez plutôt l'exercice comme un moyen de prendre soin de vous, de vous aimer. Pensez à la sensation d'énergie après une bonne séance d'entraînement, à la façon dont votre esprit s'éclaircit, à la façon dont vous vous sentez plus vivant.

Pour paraphraser Daniel Lieberman dans son livre Exercised : Why Something Something We Never Evolved to Do Is Healthy and Rewarding (2020), l'exercice physique est une façon de célébrer ce que votre corps peut faire, plutôt que de le punir pour ce qu'il a mangé. Avec cet état d'esprit, il sera plus facile et plus gratifiant d'intégrer davantage d'activité physique dans votre vie.

Maintenant, imaginez-vous à nouveau. Mais cette fois, au lieu d'être assis sur un canapé, vous vous voyez debout, en mouvement. Vous vous voyez en train de prendre les escaliers, de marcher, d'explorer un nouveau sentier dans le parc près de chez vous. Vous voyez la sueur sur votre front, vous sentez votre rythme cardiaque s'accélérer, l'air frais dans vos poumons et l'énergie vibrante qui circule dans vos muscles. Vous vous voyez plein de vie, radieux et heureux.

Tel est, mon ami, le pouvoir de l'activité physique, et je suis là pour vous aider à le découvrir et à l'exploiter.

Laissez-moi vous raconter l'histoire de Steve. Steve est un exemple concret de ce dont nous parlons. Il avait 45 ans lorsque son médecin lui a annoncé qu'il avait une stéatose hépatique. Il était dévasté, effrayé et en colère. Comment en était-il arrivé là ? Il passait sa vie entre le canapé et le bureau, et sa seule activité physique consistait à marcher de sa voiture à son bureau. Il savait qu'il devait changer, mais il ne savait pas par où commencer.

Steve a commencé lentement. Il marchait dix minutes par jour et augmentait progressivement son temps de marche. Après quelques semaines, il a décidé d'essayer quelque chose de plus stimulant, et a donc commencé à faire du jogging brièvement pendant ses promenades. Peu à peu, il a augmenté son rythme et la distance parcourue.

Et devinez quoi ? Six mois plus tard, il avait perdu du poids, son foie était plus sain et il se sentait mieux que jamais. Steve a appris que l'activité physique n'était pas une corvée ou une punition, mais un cadeau qu'il s'offrait à lui-même. C'est une leçon que nous pouvons tous apprendre et appliquer.

Dans son ouvrage "The First 20 Minutes : Surprising Science Reveals How We Can Exercise Better, Train Smarter, Live Longer" (2012), Gretchen Reynolds affirme que les 20 premières minutes de mouvement peuvent avoir les effets les plus bénéfiques sur la santé. C'est un soulagement pour ceux qui pensent que l'exercice est une montagne insurmontable. Chaque minute compte et chaque minute apporte des bienfaits à votre corps et à votre foie.

Alors, mon ami, pourquoi ne pas bouger, pourquoi ne pas essayer, même si ce n'est que pour cinq minutes, de faire un peu d'activité physique aujourd'hui ? N'oubliez pas qu'il ne s'agit pas d'être parfait, mais de faire de petits changements qui peuvent avoir un impact important.

Imaginez ce que ce serait de sentir votre cœur battre dans votre poitrine, la sueur couler sur votre visage et le sentiment d'accomplissement et de fierté qui vous envahirait. Tel est le pouvoir de l'activité physique. C'est la magie qui vous attend. Et je serai là, à vous encourager, à vous guider et à célébrer chaque pas que vous ferez vers une vie plus saine et plus heureuse.

Car, comme l'a brillamment dit Edward Stanley en 1873, "les personnes qui ne trouvent pas le temps de faire de l'exercice devront tôt ou tard trouver du temps pour la maladie". Et vous, cher lecteur, vous décidez consciemment de trouver du temps pour la santé, pour l'activité physique, pour l'amour de soi. Êtes-vous prêt à aller de l'avant, à continuer d'explorer le monde merveilleux de l'activité physique et tous les bienfaits qu'elle peut apporter à votre foie ?

Avant de conclure ce chapitre, je tiens à vous rappeler combien vous avez appris et grandi. Nous avons parlé de l'importance de l'activité physique et de la façon dont elle peut être un outil puissant dans la lutte contre la stéatose hépatique. Vous avez réalisé que l'activité physique ne doit pas être intimidante ou épuisante, mais qu'elle peut être une source de joie, d'énergie et de bien-être. Nous avons démêlé les mythes et découvert la vérité. Et, tout au long de ce processus, vous avez été à mes côtés, apprenant, grandissant et évoluant.

Vous vous demandez peut-être : quelle est l'étape suivante après tout cela ? Comment puis-je appliquer tout ce que j'ai appris de manière efficace et durable ? Comment puis-je transformer ces concepts en pratiques tangibles ?

Ce sont d'excellentes questions, et j'ai le plaisir de vous annoncer que les réponses sont à portée de main. Dans le chapitre suivant, "Recettes de santé : de la théorie à la pratique", nous verrons comment vous pouvez mettre en pratique tout ce que vous avez appris. Je vous présenterai des recettes délicieuses et nutritives que vous pourrez intégrer dans votre vie quotidienne. Je vous montrerai qu'une alimentation saine ne doit pas nécessairement être ennuyeuse ou insipide, mais qu'elle peut être vivante, délicieuse et pleine de vie.

Mais pour l'instant, célébrons tout ce que vous avez accompli. Vous êtes sur la voie de la santé et du bien-être, et vous prenez les mesures nécessaires pour prendre soin de vous et de votre foie. Vous êtes une personne d'action, de décision, de force et de courage.

Et n'oubliez pas que je suis là avec vous à chaque étape. Si vous vous sentez perdu ou dépassé, regardez simplement à côté de vous et je serai là, vous guidant, vous soutenant et faisant la fête avec vous.

Permettez-moi de vous poser une dernière question : êtes-vous prêt(e) à franchir la prochaine étape de votre voyage ? Êtes-vous prêt(e) à explorer le monde merveilleux des recettes saines et à découvrir comment elles peuvent transformer votre vie et votre santé ?

Si votre réponse est oui, je me réjouis de vous accueillir à bras ouverts dans le prochain chapitre. Ensemble, nous ferons de ce voyage vers la santé et le bien-être une expérience gratifiante, enrichissante et, surtout, délicieuse. Êtes-vous prêt ? Nous y voilà.

Chapitre 9 : Recettes de santé : de la théorie à la pratique

Il existe une phrase qui dit que "la théorie sans la pratique est stérile, mais la pratique sans la théorie est aveugle". Vous l'avez peut-être déjà entendue. Ce qu'elle suggère, c'est que les deux composantes sont nécessaires pour atteindre la plénitude. Comme une valse parfaitement chorégraphiée, la théorie et la pratique doivent danser ensemble pour obtenir le bon rythme, afin que nous puissions tirer le meilleur parti de notre apprentissage.

Vous avez parcouru un long chemin, cher lecteur, sur la voie de la compréhension et de l'apprentissage. Vous vous êtes plongé dans la science de l'alimentation, vous avez démantelé des mythes et exploré le monde incroyable de l'alimentation et ses effets sur votre santé et, plus particulièrement, sur votre foie.

Mais que signifie tout cela si vous ne savez pas comment l'appliquer dans votre vie quotidienne ? Comment pouvez-vous utiliser toutes ces informations pour apporter un changement significatif et durable à votre santé et à votre bien-être ?

La réponse à ces questions réside dans la beauté de la cuisine. Si elle peut sembler une tâche banale pour certains, la cuisine est en réalité une incroyable combinaison de science et d'art. C'est l'endroit où nous transformons les ingrédients en aliments qui nourrissent notre corps et satisfont notre âme.

Il est important de se rappeler qu'il ne s'agit pas d'une science exacte. Chacun d'entre nous est unique, avec des besoins, des goûts et des capacités différents. Je veux donc que vous vous sentiez libre d'expérimenter, de jouer avec les ingrédients, de faire des ajustements ici et là pour trouver ce qui fonctionne pour vous et ce que vous aimez.

La cuisine est aussi une forme de soin de soi. C'est le moment de se connecter à soi-même, de se concentrer sur le présent et de nourrir son corps avec intention et gratitude. En lisant les recettes suivantes, je vous invite donc à les aborder non seulement comme une liste d'instructions, mais aussi comme une occasion de pratiquer la pleine conscience et de prendre soin de soi.

Pour mettre en pratique tout ce que vous avez appris jusqu'à présent, je vais vous présenter une variété de recettes saines que vous pouvez intégrer dans votre vie quotidienne. Non seulement elles sont délicieuses, mais elles sont également conçues pour être bénéfiques pour votre foie et pour votre santé en général.

Mais avant de nous plonger dans ces recettes, réfléchissons un peu. Que ressentez-vous à l'idée de préparer votre propre nourriture ? L'idée d'expérimenter dans la cuisine vous enthousiasme-t-elle ou vous semble-t-elle une tâche intimidante ? Y a-t-il un plat en particulier que vous aimeriez apprendre à préparer de manière plus saine ?

Quel que soit votre sentiment, c'est très bien. Cuisiner peut être un défi au début, mais je vous assure qu'avec le temps, vous prendrez de plus en plus de plaisir à le faire. Et qui sait, vous vous découvrirez peut-être une nouvelle passion en cours de route.

Alors sans plus attendre, plongeons dans le monde merveilleux de la cuisine saine !

Pour commencer, parlons de ce que signifie manger sainement. Il ne s'agit pas seulement de compter les calories ou de suivre des régimes à la mode. Michael Pollan, dans son livre "In Defense of Food" (2008), le résume parfaitement : "Mangez de la nourriture. Pas trop. Principalement des plantes. Cela semble simple, n'est-ce pas ? Mais il existe un univers de saveurs, de textures et de combinaisons qui ne demandent qu'à être découvertes dans le cadre de cette approche.

En préparant vos propres repas, vous contrôlez ce que vous mangez. Vous pouvez choisir les ingrédients et adapter les recettes à vos besoins et à vos goûts. Vous n'aimez pas les brocolis ? Pas de problème, essayez les épinards. Végétarien ? Remplacez la viande par des lentilles. La cuisine est un espace de créativité, et nous vous invitons à l'explorer et à vous amuser.

Mais avant de nous plonger dans les recettes, il est important de garder à l'esprit quelques règles de base. Comme nous le rappelle Marion Nestle dans son livre "What to Eat" (2006), nous devrions privilégier les aliments complets, minimiser les aliments transformés et remplir nos assiettes de couleurs. Les aliments aux couleurs vives, comme les fruits et les légumes, sont souvent riches en nutriments essentiels et en antioxydants.

Maintenant, chers lecteurs, que diriez-vous de passer aux choses sérieuses et de commencer à expérimenter des recettes ? Permettez-moi de partager avec vous quelques-uns de mes plats préférés, aussi délicieux que sains. Mais n'oubliez pas que ces recettes ne sont qu'un point de départ. Je vous invite à vous les approprier, à les adapter et à trouver votre propre voie dans ce voyage culinaire.

La première recette que j'aimerais partager avec vous concerne un plat qui ne se démode jamais : le smoothie, humble mais toujours polyvalent. C'est un moyen incroyablement rapide et facile d'obtenir une grande quantité de nutriments en une seule fois. Voici l'une de mes variantes préférées :

Smoothie vert détox : Ingrédients :

- 1 tasse d'épinards frais
- 1 pomme verte
- 1 banane mûre
- 1 tasse d'eau ou de lait végétal
- 1 cuillère à soupe de graines de chia
- 1 cuillère à soupe de miel ou de sirop d'érable (facultatif)

Instructions :

1. Laver soigneusement les épinards et la pomme.
2. Couper la pomme et la banane en morceaux.
3. Mettre tous les ingrédients dans un mixeur.
4. Mélanger pour obtenir une texture lisse.
5. Servir et déguster immédiatement.

Facile, n'est-ce pas ? Mais ne vous laissez pas tromper par sa simplicité. Ce smoothie regorge de nutriments bénéfiques pour le foie. Les épinards sont riches en vitamine K et en acide folique, deux éléments importants pour le fonctionnement du foie. La pomme apporte des fibres et de la vitamine C, et les graines de chia sont une excellente source de fibres et d'acides gras oméga-3, bons pour la santé du foie.

Imaginez que vous vous réveillez chaque matin avec l'énergie et la vitalité que vous procure une alimentation saine et consciente. Maintenant, élargissons notre répertoire culinaire avec un plat principal plein de saveurs et de textures qui non seulement satisfera votre palais, mais nourrira aussi votre foie en profondeur.

Avant de passer à la recette, faisons un petit voyage dans le temps, dans les cuisines de nos grands-mères - vous souvenez-vous de la façon dont elles cuisinaient avec amour et dévouement, en choisissant soigneusement chaque ingrédient et chaque assaisonnement ? Comme nous le rappelle Michael Pollan dans "Cooked : A Natural History of Transformation" (2013), cuisiner sa propre nourriture peut être un acte révolutionnaire pour prendre soin de soi et de sa famille. Dans cet esprit, préparons une délicieuse Quinoa Primavera :

Quinoa Primavera : Ingrédients :

- 1 tasse de quinoa
- 2 tasses de bouillon de légumes
- 2 gousses d'ail
- 1 oignon

- 1 carotte
- 1 poivron rouge
- 1 poignée d'asperges
- Sel et poivre à volonté
- Huile d'olive

Instructions :

1. Rincer le quinoa à l'eau froide jusqu'à ce que l'eau soit claire.
2. Dans une casserole moyenne, faire chauffer un peu d'huile d'olive et ajouter l'oignon et l'ail hachés. Faire revenir jusqu'à ce qu'ils soient dorés.
3. Ajouter le quinoa dans la poêle et mélanger avec l'ail et l'oignon.
4. Ajouter le bouillon de légumes, porter à ébullition, réduire le feu, couvrir et laisser mijoter pendant environ 15-20 minutes jusqu'à ce que le quinoa soit tendre et ait absorbé tout le bouillon.
5. Pendant ce temps, dans une autre poêle, faire revenir les carottes, le poivron et les asperges hachés dans l'huile d'olive jusqu'à ce qu'ils soient tendres.
6. Lorsque le quinoa est prêt, ajouter les légumes sautés dans la casserole et bien mélanger. Assaisonner de sel et de poivre.
7. Servez chaud et savourez la sensation merveilleuse de nourrir votre corps avec des aliments sains et nutritifs.

Cette recette est une excellente source de protéines végétales grâce au quinoa, une céréale ancienne également riche en fibres et en minéraux essentiels tels que le magnésium. Les légumes apportent une grande variété de vitamines et d'antioxydants, tous importants pour la santé de votre foie.

N'est-ce pas merveilleux de pouvoir prendre soin de son corps en choisissant ses aliments ? N'est-ce pas passionnant de pouvoir améliorer sa santé et son bien-être simplement en faisant des expériences dans sa propre cuisine ?

Mais ne nous arrêtons pas là, cher lecteur. Allons plus loin dans notre voyage culinaire.

Le dessert est une occasion de nourrir et de prendre soin de notre corps. Et oui, vous avez bien lu, même le dessert peut être un élément sain de notre alimentation. Il suffit parfois d'un peu de créativité et d'ouverture d'esprit. Alors, cher lecteur, préparez-vous à une fin sucrée et nutritive avec l'une de mes recettes de dessert préférées, les truffes aux dattes et au cacao.

Truffes aux dattes et au cacao : Ingrédients :

- 1 tasse de dattes dénoyautées
- 1/2 tasse de noix
- 2 cuillères à soupe de cacao en poudre, non sucré
- 1 pincée de sel
- Noix de coco râpée pour la garniture (facultatif)

Instructions :

1. Faire tremper les dattes dans de l'eau chaude pendant 10 minutes pour les ramollir.
2. Dans un robot culinaire, mixer les noix jusqu'à ce qu'elles deviennent une poudre grossière.
3. Ajouter les dattes, la poudre de cacao et le sel au robot et mélanger pour obtenir une pâte collante.

4. Façonner la pâte en petites boules et, si vous le souhaitez, les recouvrir de noix de coco râpée.
5. Placer les truffes au réfrigérateur pendant au moins 30 minutes avant de les déguster.

Ces truffes sont un régal pour le foie. Les dattes sont une excellente source de fibres, qui aident l'organisme à éliminer les toxines. La poudre de cacao est riche en antioxydants et les noix apportent une bonne dose de graisses bénéfiques.

Mais ces truffes sont plus qu'un simple dessert sain. Elles nous rappellent que prendre soin de notre corps peut être un processus délicieux et satisfaisant. Nous pouvons profiter des plaisirs de la vie tout en faisant des choix conscients et bénéfiques pour notre santé. Et, en fin de compte, n'est-ce pas ce que nous recherchons tous ?

Chère lectrice, cher lecteur, le moment est venu de vous dire au revoir pour l'instant. Mais ne vous inquiétez pas, il ne s'agit pas d'un adieu. Il s'agit simplement d'une invitation à continuer d'explorer, d'apprendre et de progresser. Dans le prochain chapitre, de nouvelles aventures, de nouvelles connaissances et de nouveaux moyens d'améliorer votre vie et votre santé vous attendent.

Et si nous nous plongions dans le monde merveilleux des super-aliments ? Dans le prochain chapitre, vous découvrirez comment ces puissants aliments peuvent stimuler votre énergie, améliorer votre santé et vous amener à un nouveau niveau de bien-être. Vous serez étonné de voir ce que vous pouvez accomplir en modifiant légèrement votre alimentation. Je me réjouis de vous retrouver à la page suivante, mon ami. Ensemble, nous ferons de ce voyage un moment inoubliable.

Chapitre 10 : Planification des menus : des outils pour garder le cap

Bienvenue, cher lecteur, dans ce nouveau chapitre de notre mission commune vers une santé optimale et une vie pleine d'énergie. Appréciez-vous le voyage jusqu'à présent ? Avez-vous pu essayer l'une des recettes que j'ai partagées avec vous dans le dernier chapitre ? Si c'est le cas, je vous félicite. Chaque pas, aussi petit soit-il, nous rapproche de notre objectif.

Avez-vous déjà entendu l'expression "ne pas planifier, c'est planifier l'échec" ? Cette sagesse populaire a tout son sens, surtout lorsqu'il s'agit de notre santé et de notre alimentation. Tout au long des chapitres précédents, nous avons exploré l'importance de choisir les bons aliments pour soutenir la santé de notre foie. Cependant, même avec les meilleures connaissances, si nous n'avons pas de plan, il est facile de retomber dans les vieux schémas.

Alors, comment s'assurer de rester sur la voie d'un foie sain, même pendant nos journées les plus chargées ou en période de stress ? C'est là qu'intervient la planification des menus. C'est un sujet que je considère comme très important, et je suis ravie de le partager avec vous dans ce chapitre.

La planification des menus, c'est tout simplement le fait d'organiser à l'avance ses repas et ses en-cas. Mais, cher lecteur, ne vous laissez pas abuser par cette apparente simplicité. Il s'agit d'un outil puissant qui peut transformer votre relation avec la nourriture, faciliter vos choix alimentaires et vous maintenir sur la voie de la guérison et de la revitalisation de votre foie.

Pourquoi est-il important de planifier les menus ? Pensez-y. Lorsque vous avez faim et que vous êtes sous pression, quelle est la chose la plus facile à faire : aller à la cuisine et préparer un repas équilibré contenant tous les nutriments dont votre corps a besoin ? Ou prendre quelque chose de rapide dans le réfrigérateur ou le placard, sans trop se soucier de sa valeur nutritionnelle ?

Si vous avez déjà vécu cette situation, vous n'êtes pas seul. En effet, une étude publiée en 2015 dans la revue Appetite a révélé que les personnes stressées sont plus susceptibles de faire des choix alimentaires impulsifs, optant souvent pour des aliments prêts à consommer plutôt que pour des options plus saines.

En revanche, lorsque vous avez établi un plan de repas, vous savez exactement ce que vous allez manger. Il n'y a pas de devinettes, pas de décisions impulsives. Il s'agit simplement d'un guide clair et facile à suivre qui vous accompagnera tout au long de votre journée.

Pouvez-vous imaginer ce que ce serait d'avoir un chemin clair à suivre chaque jour, en sachant que chaque repas et chaque en-cas que vous prenez contribue à votre santé et à votre bien-être ?

Mais la planification des menus n'est pas qu'une question de commodité. C'est un outil puissant qui vous permet de prendre votre santé en main, d'en apprendre davantage sur vos besoins et préférences alimentaires et de prendre des habitudes qui vous aideront dans votre cheminement vers un foie plus sain.

Êtes-vous prêt à approfondir ce sujet et à découvrir comment la planification des menus peut vous être bénéfique d'une manière que vous n'auriez peut-être jamais imaginée ? Laissez-moi vous aider à découvrir ces secrets et le véritable pouvoir d'une alimentation réfléchie et planifiée.

Mais d'abord, laissez-moi vous raconter une histoire. "The Art of Menu Planning : Old School Lessons from Julia Child", publié en 2013 par Amy B. Trubek, nous raconte comment ce célèbre chef est devenu un expert en matière de planification de menus. Trubek, nous raconte comment cette célèbre chef est devenue une experte en matière de planification des menus. Julia Child n'était pas seulement connue pour ses talents culinaires, elle l'était aussi pour son attention méticuleuse aux détails lorsqu'il s'agissait de planifier ses menus.

Dans son livre, Trubek décrit comment Child, chaque semaine, s'asseyait avec un papier et un crayon pour planifier ses repas. Il tenait compte de la variété, de l'équilibre nutritionnel, de la saisonnalité des aliments et, bien sûr, du plaisir de manger. Selon Trubek, ce niveau de planification a permis à Child de contrôler totalement son alimentation, en s'assurant que chaque bouchée qu'elle mangeait était non seulement délicieuse, mais aussi nutritive et équilibrée.

Si Child, chef cuisinier de renommée mondiale, consacre du temps à l'élaboration de ses menus, ne pensez-vous pas que nous, qui cherchons à mener une vie saine et à revitaliser notre foie, devrions en faire autant ?

Mais que signifie réellement planifier ses menus ? S'agit-il simplement de décider de ce que l'on va manger tous les soirs

? Ce n'est pas tout à fait le cas. La planification des menus peut être aussi simple ou aussi détaillée que vous le souhaitez. Il peut s'agir simplement de choisir les plats que vous prévoyez de cuisiner pendant la semaine. Il peut aussi s'agir d'un plan complet comprenant les repas, les en-cas et même les boissons que vous consommerez chaque jour.

Dans son livre "The Plan : Eliminate the Surprising 'Healthy' Foods That Are You Fat--and Lose Weight Fast" (2013), Lyn-Genet Recitas souligne l'importance de planifier ses menus en tenant compte de ses besoins individuels. Selon elle, chaque personne est unique et ce qui fonctionne pour l'une peut ne pas fonctionner pour l'autre. Par conséquent, la planification des menus doit être un processus personnalisé qui tient compte de vos préférences alimentaires, de vos besoins nutritionnels et de vos objectifs de santé.

Bien sûr, cela peut sembler être beaucoup de travail. Et c'est le cas, surtout au début. Mais laissez-moi vous assurer que cela en vaut la peine. La planification des menus vous aide non seulement à faire des choix alimentaires sains, mais aussi à gagner du temps et de l'argent. Combien de fois avez-vous acheté de la nourriture pour la gaspiller parce que vous ne saviez pas quoi en faire ? Avec un plan de menus, vous saurez exactement ce que vous devez acheter, ce qui peut réduire le gaspillage alimentaire et vous aider à mieux gérer votre budget d'épicerie.

Et lorsqu'il s'agit de la santé du foie, la planification des menus peut être un outil puissant. Comme vous le savez, certains aliments peuvent aider notre foie à fonctionner de manière optimale. En planifiant nos menus, nous pouvons nous assurer d'inclure ces aliments de façon régulière et constante. Nous pouvons éviter sans effort les aliments dont nous savons qu'ils nuisent à la santé de notre foie. De cette façon, c'est comme si nous offrions un soutien constant à notre foie, un allié dans son fonctionnement.

Permettez-moi d'illustrer mon propos par un exemple. Imaginez que vous prévoyez de préparer un dîner avec des amis le week-end prochain. Sans plan de menus, vous risquez d'acheter à la dernière minute des plats préparés ou des aliments transformés qui, bien que rapides et faciles à préparer, ne sont pas les meilleurs pour la santé de votre foie. En revanche, avec une planification minutieuse, vous auriez pu prévoir à l'avance ce que vous alliez préparer. Vous auriez pu choisir des recettes délicieuses et nutritives qui non seulement raviront vos amis, mais contribueront également à la santé de votre foie. Vous auriez pu acheter tous les ingrédients à l'avance, en veillant à choisir les produits les plus frais et les plus nutritifs. Et vous pourriez profiter de la soirée, sachant que vous prenez soin de votre santé tout en partageant un moment agréable avec vos amis.

Le petit-déjeuner est un autre exemple : de nombreuses personnes sautent ce repas important par manque de temps le matin. Mais que se passerait-il si vous aviez un plan de menu ? Vous pourriez avoir préparé un petit-déjeuner nutritif la veille ou même avoir plusieurs options saines prêtes à l'emploi. Ainsi, quelle que soit la rapidité de votre matinée, vous auriez toujours une option saine à portée de main.

Si vous vous demandez "comment commencer à planifier mes menus", ne vous inquiétez pas. Je suis là pour vous aider. Dans le livre "The Meal Prep Manual : 60 Minute Meals" (2020), Josh Cortis propose un guide étape par étape pour commencer à planifier et à préparer vos repas. Selon Cortis, la première chose à faire est de décider quels repas vous allez préparer. Ensuite, dressez la liste des ingrédients dont vous aurez besoin et planifiez le moment où vous cuisinerez chaque plat. Cortis recommande également de préparer les repas à l'avance chaque fois que cela est possible afin de gagner du temps pendant la semaine.

Je suis sûre que, comme Julia Child, vous pouvez maîtriser l'art de la planification des menus. Ne vous inquiétez pas si vous avez un peu de mal au début. N'oubliez pas que vous êtes en train d'apprendre une nouvelle technique, et que toute technique demande de la pratique. Mais soyez assuré qu'avec le temps, la planification des menus fera partie intégrante de votre vie et que vous vous demanderez comment vous avez pu vivre sans elle.

J'espère qu'à ce stade, vous êtes aussi enthousiaste que moi quant aux possibilités offertes par la planification des menus. Mais ce n'est pas tout. Dans la section suivante, nous allons explorer encore plus en profondeur la façon dont vous pouvez utiliser la planification des menus pour soutenir la santé de votre foie et revitaliser votre vie. Je vous promets que vous allez vivre une expérience passionnante. Êtes-vous prêt à continuer ?

Maintenant, mon ami, après avoir compris l'importance de la planification des menus, je veux que tu imagines un instant que tu t'es déjà approprié cet art. Imaginez que vous êtes dans votre cuisine et que vous passez en revue votre plan de menus pour la semaine. Visualisez les différents repas sains et savoureux que vous avez choisis, tous favorables à la santé de votre foie. Percevez le sentiment d'organisation et de contrôle que vous ressentez, le soulagement de ne pas avoir à vous soucier de ce que vous allez cuisiner chaque jour. Il ne s'agit pas d'un rêve lointain, mais d'un avenir réalisable et plus proche que vous ne le pensez.

Et c'est là que la magie opère. Pensez à la façon dont ce changement affectera votre vie à long terme. Lorsque nous faisons des choix alimentaires conscients et planifiés, nous cessons d'être victimes de nos circonstances et devenons les architectes de notre bien-être. Comme le souligne le diététicien David Ludwig dans son livre "Always Hungry ?" (2016), lorsque nous faisons des choix alimentaires conscients et planifiés, notre santé et notre bien-être peuvent s'améliorer d'une manière que nous n'aurions jamais imaginée.

Dans ce chapitre, nous avons examiné ensemble l'importance de la planification des menus et la façon dont elle peut constituer un outil puissant dans votre lutte contre la stéatose hépatique. Vous avez vu comment la planification peut vous aider à faire de meilleurs choix alimentaires, à résister aux fringales et à apporter un soutien constant à votre foie. Vous avez appris comment commencer à planifier vos propres menus et comment cela peut devenir une partie intégrante de votre mode de vie.

Mais ce n'est que le début, mon ami. Dans le prochain chapitre, nous allons nous pencher sur un aspect de notre santé que nous négligeons souvent, mais qui est essentiel à notre santé générale et à celle de notre foie en particulier : l'hydratation. Nous allons apprendre pourquoi l'eau est si importante pour notre corps et comment la quantité et la qualité de l'eau que nous buvons peuvent affecter notre foie. Je vous promets que ces connaissances vous ouvriront les yeux sur une toute nouvelle dimension de votre santé et de votre bien-être.

Alors, êtes-vous prêt à continuer à apprendre et à vous développer, prêt à prendre votre santé en main et à revitaliser votre vie ? Je sais que vous l'êtes. Alors, continuez, allez-y et tournez la page. Je vous donne rendez-vous au prochain chapitre.

Chapitre 11 : L'importance de l'eau : hydratation et santé du foie

L'eau, le liquide vital qui entretient la vie sur Terre. Elle est essentielle pour tous les organismes vivants, des plus petites bactéries aux géants bleus que sont les baleines. Et, bien sûr, elle est essentielle pour nous, les humains. Mais vous êtes-vous déjà arrêté pour réfléchir à l'importance de l'eau pour notre santé ? Et plus précisément, avez-vous déjà réfléchi au rôle fondamental qu'elle joue dans la santé de notre foie ?

Chère lectrice, cher lecteur, je vous invite aujourd'hui à un voyage de découverte, où nous allons plonger dans le monde de l'hydratation et explorer comment et pourquoi l'eau est si essentielle pour la santé de notre foie.

Mais tout d'abord, laissez-moi vous poser une question : quelle quantité d'eau buvez-vous au cours d'une journée normale ? Réfléchissez-y un instant : est-ce suffisant et en êtes-vous sûr ? Plus loin dans ce chapitre, nous étudierons en détail la quantité d'eau dont nous avons réellement besoin et comment nous assurer que nous en buvons suffisamment.

Pour commencer, nous allons comprendre le rôle crucial de l'eau dans notre corps. L'eau constitue environ 60 % de notre corps. Elle agit comme un solvant, permettant des réactions chimiques vitales. Elle régule notre température corporelle et contribue au transport des nutriments et de l'oxygène vers nos cellules. Elle est également essentielle à l'élimination des déchets et des toxines, un processus dans lequel notre foie joue un rôle clé.

Il n'est donc pas surprenant que le manque d'eau ou la déshydratation puisse avoir un impact significatif sur notre santé générale, et en particulier sur la santé de notre foie. Lorsque nous sommes déshydratés, notre foie doit travailler plus dur pour éliminer les toxines et les déchets de notre corps, ce qui peut entraîner l'accumulation de graisses et d'autres substances nocives.

Mais avant de m'attarder sur ce point, permettez-moi de citer le Dr Fereydoon Batmanghelidj, auteur de "Your Body's Many Cries for Water" (1992), qui a écrit : "Vous n'êtes pas malade, vous avez soif". Cette simple phrase reflète l'importance fondamentale de l'eau pour notre santé. Batmanghelidj a affirmé que de nombreuses affections courantes pouvaient être traitées, ou du moins atténuées, simplement en veillant à ce que nous soyons suffisamment hydratés.

Bien sûr, cela ne signifie pas que l'eau est un remède miracle pour toutes les maladies, mais cela souligne l'importance d'une bonne hydratation pour notre santé et notre bien-être en général.

Maintenant, cher lecteur, puisque nous avons planté le décor, il est temps de plonger dans les eaux profondes de l'hydratation et de la santé du foie. Au fur et à mesure que nous avançons, je vous encourage à rester ouvert et curieux. N'oubliez pas que nous sommes toujours en train d'apprendre et de progresser, et qu'il ne s'agit que d'une étape de plus sur la voie de la revitalisation et de la santé holistique. Alors, sans plus attendre, plongeons dans l'aventure !

Poursuivons notre voyage aquatique à travers les artères de notre corps. Tout comme une rivière coule, apportant la vie à toutes les régions qu'elle traverse, l'eau de notre corps coule, transportant les nutriments, l'oxygène et éliminant les déchets et les toxines. Et comme vous le savez, cher lecteur, notre foie est comme une station d'épuration dans cette rivière, il filtre, traite et purifie.

Le Dr Howard Flaks, dans son livre "The Water Solution : Perfect Hydration for Optimum Health" (2001), mentionne que la déshydratation chronique peut entraîner des maladies graves telles que la stéatose hépatique, le diabète et les maladies rénales chroniques. Mais vous êtes-vous déjà demandé comment cela se produisait exactement, comment un manque d'eau dans notre organisme pouvait entraîner de telles complications ?

Voyons cela ensemble. La déshydratation survient lorsque notre corps ne dispose pas de suffisamment d'eau pour assurer ses fonctions normales. En réponse à cette situation, notre corps doit prendre des décisions difficiles. Imaginez que vous êtes le directeur d'un théâtre dont le budget est serré. Vous devez décider à quoi vous allez consacrer votre peu d'argent : engager un acteur célèbre ou investir dans un système de sonorisation de haute qualité ? Vous ne pouvez pas vous permettre les deux, vous devez donc faire des sacrifices.

De même, notre corps doit faire des sacrifices lorsqu'il est déshydraté. Et malheureusement, c'est souvent notre foie qui en pâtit. En cas de manque d'eau, le sang s'épaissit et notre foie reçoit moins de sang. Cela signifie que notre foie est moins capable de filtrer les toxines, de produire de la bile (essentielle à la digestion des graisses) et de remplir ses nombreuses autres fonctions vitales. En bref, la déshydratation soumet notre foie à un stress qui, à long terme, peut entraîner une stéatose hépatique et d'autres problèmes de santé.

Mais attendons, ne laissons pas ce chapitre se transformer en pièce de théâtre tragique. Il y a de bonnes nouvelles. La déshydratation est tout à fait évitable, et rester hydraté est l'une des choses les plus simples que vous puissiez faire pour améliorer la santé de votre foie. Je vais vous expliquer comment. Mais d'abord, laissez-moi vous demander quel type d'eau vous buvez : de l'eau du robinet, de l'eau en bouteille, de l'eau filtrée, de l'eau de source ? Avez-vous déjà réfléchi à la façon dont la qualité de l'eau que vous buvez peut affecter votre foie et votre santé en général ?

Nous étudierons cela ensemble plus tard, mais en attendant, réfléchissez-y. Avez-vous déjà remarqué ce que vous ressentez après avoir bu un verre d'eau fraîche et pure ? Avez-vous éprouvé un sentiment de revitalisation, comme si chaque cellule de votre corps fêtait et remerciait cette eau ?

Laissez-moi vous dire qu'il ne s'agit pas d'une coïncidence. Votre corps sait ce qui est bon pour lui et, par ces sensations, il vous dit à quel point il apprécie l'eau et en a besoin. Alors venez, prenez un verre d'eau et rejoignez-moi pour la prochaine partie de ce voyage sur le fleuve de la vie. Maintenant, avec ce verre d'eau dans votre main, je veux que vous visualisiez le voyage qu'il est sur le point de faire dans votre corps. Et comme l'eau est notre plus grande alliée, examinons quelques exemples concrets de la façon dont une bonne hydratation peut changer la donne pour votre foie et votre santé en général.

Imaginez un instant que vous êtes sur un radeau flottant sur une rivière. Lorsque la rivière est pleine d'eau, vous pouvez naviguer librement, en suivant le courant. Mais imaginez maintenant que le niveau de l'eau commence à baisser. Vous rencontrez des rochers pointus, des troncs d'arbre et d'autres obstacles. Votre radeau risque de rester coincé ou même d'être endommagé. Ce scénario est similaire à ce qui se passe dans notre corps lorsque nous sommes déshydratés. Un sang épais peut entraver la circulation dans les vaisseaux sanguins et augmenter le risque de formation de caillots sanguins.

Le Dr Isabella Mor, dans son livre "Hydration and Health : An Underrated Relationship" (2018), explique comment l'hydratation peut aider à maintenir nos vaisseaux sanguins et notre foie en bonne santé. Selon Mor, une bonne hydratation aide à diluer la bile, qui est produite par notre foie pour faciliter la digestion des graisses. Lorsque nous sommes déshydratés, la bile peut s'épaissir et former des calculs biliaires. Ces derniers peuvent bloquer les voies biliaires et provoquer une inflammation ou une infection. Il est donc essentiel de boire suffisamment d'eau pour assurer la circulation de la bile et prévenir la formation de calculs biliaires.

Les calculs biliaires mis à part, vous êtes-vous déjà demandé comment votre corps se débarrasse des toxines ? Si vous avez deviné que l'eau joue un rôle crucial dans ce processus, vous avez raison. Lorsque nous sommes bien hydratés, notre corps peut éliminer efficacement les toxines par l'urine et la sueur. Cela soulage évidemment notre foie et lui permet de fonctionner plus efficacement.

De plus, vous souvenez-vous de cette sensation de bouche sèche lorsque vous êtes déshydraté ? Cette sécheresse peut également s'étendre à notre système digestif, ce qui peut entraîner une constipation. Or, comme nous l'avons vu au chapitre 4, la constipation peut entraîner la réabsorption des toxines dans l'organisme, ce qui constitue un stress supplémentaire pour le foie. En restant hydraté, nous pouvons donc assurer le bon fonctionnement de notre système digestif, ce qui, à son tour, aide notre foie.

En buvant cette gorgée d'eau, pensez à tout le bien qu'elle fait à votre corps, à chacune de vos cellules et, bien sûr, à votre foie. Mais quelle quantité d'eau devrions-nous boire et existe-t-il un excès d'eau ? Nous nous pencherons sur ces questions dans la prochaine section. Êtes-vous prêt à continuer à naviguer sur ce fleuve de connaissances ?

Nous continuons à flotter sur ce fleuve de connaissances, mais nous nous retrouvons aujourd'hui dans des eaux plus profondes. Vous avez entendu la recommandation habituelle de boire huit verres d'eau par jour, n'est-ce pas ? C'est une règle que nous connaissons tous, mais est-ce la bonne ? La réponse à cette question est aussi variée que chacun d'entre nous. La quantité d'eau dont vous avez besoin dépend de votre niveau d'activité, de votre climat, de votre régime alimentaire et de nombreux autres facteurs. La règle des huit verres n'est pas fausse, mais elle n'est pas universelle.

Par exemple, si vous vivez dans un climat chaud et que vous faites de l'exercice physique intense, vous aurez probablement besoin de plus que ces huit verres. En revanche, si vous avez une alimentation riche en fruits et légumes, qui sont des aliments à forte teneur en eau, vous aurez peut-être besoin de moins de verres.

Cependant, il existe un bon indicateur que nous pouvons tous utiliser : l'urine. Si votre urine est claire et abondante, vous êtes probablement bien hydraté. Si elle est foncée et peu abondante, il se peut que vous deviez boire davantage d'eau.

Dans son livre "Waterlogged : The Serious Problem of Overhydration in Endurance Sports" (2012), le Dr Tim Noakes met en garde contre le danger de la surhydratation, également connue sous le nom d'intoxication par l'eau. Ce phénomène peut se produire lorsque nous buvons plus d'eau que notre corps ne peut en éliminer, ce qui peut entraîner un déséquilibre de nos électrolytes et, dans les cas extrêmes, de graves problèmes de santé. Il est donc important de veiller à rester bien hydraté, mais aussi de ne pas en faire trop.

Comment atteindre cet équilibre ? Écoutez votre corps. Buvez quand vous avez soif. Surveillez la couleur de votre urine. Et n'oubliez pas qu'il vaut toujours mieux prévenir que guérir, alors n'attendez pas d'être déshydraté pour boire de l'eau.

Nous avons navigué sur cette rivière de l'hydratation et de la santé du foie, et nous avons beaucoup appris en chemin. Nous avons compris pourquoi l'hydratation est cruciale pour garder notre foie et notre corps en général en bonne santé. Nous avons appris comment l'eau peut nous aider à faire circuler la bile, à éliminer les toxines, à prévenir la constipation, et nous avons compris l'importance d'une bonne hydratation.

Mais la rivière ne s'arrête pas là. Il nous reste encore à explorer. Dans le prochain chapitre, nous plongerons dans le monde du stress et de la désintoxication. Nous apprendrons comment le stress peut affecter notre foie et notre santé en général, et comment nous pouvons utiliser des techniques de pleine conscience pour gérer le stress et améliorer la santé de notre foie. Alors, êtes-vous prêt à poursuivre ce voyage passionnant, prêt à plonger dans les eaux apaisantes de la pleine conscience et de la désintoxication ? Je me réjouis de vous retrouver dans le prochain chapitre, mon ami.

Chapitre 12 : Stress et désintoxication : techniques de pleine conscience pour la santé du foie

Je vous demande de vous arrêter un instant. Pouvez-vous sentir le rythme de votre respiration ? Remarquez-vous ce que vous ressentez en ce moment ? Combien de fois par jour prenez-vous le temps de vérifier vos sensations intérieures ?

Si vous êtes comme la plupart des gens, vous ne le faites probablement pas aussi souvent que vous le devriez. Nous vivons dans un monde au rythme effréné, plein de distractions et d'obligations qui nous éloignent de nous-mêmes. Le stress est devenu une constante dans nos vies, et c'est là qu'intervient son impact sur la santé du foie.

Vous vous demandez peut-être pourquoi le stress est important pour la santé de mon foie et comment un phénomène aussi abstrait et mental peut affecter un organe aussi concret et physique. La réponse à cette question est multiple, mais elle se résume essentiellement à deux mots : réaction en chaîne.

Le stress déclenche une série de réactions biochimiques dans notre corps. À petites doses, cette réponse au stress peut être utile, car elle nous prépare à relever des défis et à survivre. Mais lorsque le stress est chronique, ces mécanismes de réponse peuvent se retourner contre nous.

Le Dr Sapolsky, dans son livre "Why Zebras Don't Get Ulcers" (2004), explique en détail comment le stress chronique peut déclencher une cascade d'événements qui conduisent à l'inflammation et à des dommages dans divers organes, y compris le foie. L'inflammation, comme nous l'avons vu dans les chapitres précédents, est un facteur clé dans le développement de la stéatose hépatique et d'autres maladies du foie.

Par conséquent, si nous voulons prendre soin de notre foie, nous devons apprendre à gérer le stress. Mais comment faire ?

C'est là qu'intervient la pleine conscience. Cette pratique ancienne, popularisée dans le monde occidental par le Dr Jon Kabat-Zinn dans son livre "Full Catastrophe Living" (1990), peut être un outil précieux pour gérer le stress et, par conséquent, pour prendre soin de la santé de notre foie.

Avez-vous déjà pratiqué la pleine conscience, ou peut-être avez-vous essayé mais trouvé cela difficile ou ennuyeux ? Si c'est le cas, je vous invite à ouvrir votre esprit et votre cœur à cette pratique. La pleine conscience ne s'acquiert pas du jour au lendemain. Il s'agit d'un voyage pas à pas, à chaque instant.

Et non, il n'est pas nécessaire de rester assis en silence pendant des heures pour pratiquer la pleine conscience. Vous pouvez le faire en mangeant, en marchant, en vous douchant, et même en travaillant. Tout ce que vous devez faire, c'est vous rappeler de ramener votre attention sur le présent, sur ce qui se passe ici et maintenant.

Dans ce chapitre, nous allons explorer en profondeur le lien entre le stress et la santé du foie, et comment la pratique de la pleine conscience peut nous aider à gérer le stress et à améliorer la santé de cet organe vital. Alors, respirez profondément, détendez-vous et rejoignez-moi dans ce fascinant voyage vers une plus grande conscience et un plus grand bien-être.

Il est vrai que l'idée que quelque chose d'apparemment mental, comme le stress, puisse affecter aussi radicalement notre santé physique peut sembler un peu déconcertante au premier abord. Cependant, de plus en plus d'études scientifiques confirment ce lien. Dans son ouvrage "When the Body Says No" (2003), le Dr Gabor Maté explique comment notre état émotionnel et mental peut avoir un impact significatif sur notre santé physique, y compris sur notre foie.

Le stress chronique peut conduire à un état constant d'inflammation dans notre corps. Or, comme nous le savons déjà, l'inflammation est un facteur clé dans le développement de la stéatose hépatique. Mais le stress peut aussi affecter nos habitudes alimentaires, nous poussant à faire des choix malsains qui peuvent encore aggraver la situation. Avez-vous déjà été stressé et vous êtes-vous tourné vers des aliments malsains pour vous "réconforter" ?

Avant de poursuivre, j'aimerais que vous vous posiez une question : que faites-vous pour gérer le stress dans votre vie ? C'est une question importante, et je vous encourage à prendre vraiment le temps d'y réfléchir.

Vous avez peut-être des stratégies pour gérer le stress, comme faire de l'exercice ou passer du temps avec des amis. Ce sont d'excellents moyens de gérer le stress, et s'ils fonctionnent pour vous, ne vous en privez pas ! Mais il y a quelque chose d'autre que nous pouvons ajouter à notre boîte à outils de gestion du stress, et c'est la pleine conscience.

La pleine conscience consiste à être présent dans le moment présent, à l'accepter tel qu'il est, sans jugement. Cela semble simple, n'est-ce pas ? Mais si vous avez déjà essayé, vous vous êtes probablement rendu compte que ce n'est pas aussi facile qu'il n'y paraît. Notre esprit est constamment en train de vagabonder, de sauter d'une pensée à l'autre, de revivre le passé ou d'anticiper l'avenir.

Dans son livre Le miracle de la pleine conscience (1975), Thich Nhat Hanh, le célèbre moine bouddhiste vietnamien, nous offre un guide accessible et pratique pour intégrer la pleine conscience dans notre vie quotidienne. Il nous montre que la pleine conscience n'est pas quelque chose que l'on fait sur un coussin de méditation, mais quelque chose que l'on peut pratiquer à chaque instant de notre journée, même dans les tâches les plus banales.

Comment pratiquer la pleine conscience ? Nous pouvons commencer par prêter attention à notre respiration. Observez la sensation de l'air qui entre et sort de vos poumons. Remarquez comment votre abdomen se soulève et s'abaisse à chaque respiration. Si vous êtes distrait par des pensées ou des inquiétudes, reconnaissez simplement que votre esprit s'est égaré et ramenez-le doucement à votre respiration.

En pratiquant la pleine conscience, nous pouvons apprendre à briser le cycle du stress, à réduire l'inflammation dans notre corps et, en fin de compte, à améliorer la santé de notre foie. Tout au long de ce chapitre, nous étudierons plus en détail comment intégrer la pratique de la pleine conscience dans votre vie quotidienne, alors rejoignez-moi sur ce chemin de la conscience de soi et de l'attention.

Je vous propose maintenant une petite expérience. Prenez un moment pour fermer les yeux et imaginez une situation qui vous stresse. Il peut s'agir d'une réunion de travail, d'une dispute familiale, de tout ce qui vous angoisse habituellement. Sentez votre respiration s'accélérer, votre cœur battre dans votre poitrine. Remarquez la tension de votre corps, les pensées d'inquiétude et de peur qui surgissent.

Maintenant, au milieu de tout ce chaos, concentrez-vous sur votre respiration. Sentez l'air entrer et sortir de vos poumons. Remarquez qu'à chaque inspiration, vous vous remplissez de calme et qu'à chaque expiration, vous relâchez les tensions. Vous remarquerez peut-être que le stress commence à se dissiper, que votre corps se détend et que votre esprit se calme.

Voyez-vous le pouvoir de la pleine conscience ? Au milieu d'une situation stressante, vous êtes capable de trouver une oasis de calme. Et ce calme a un effet profond sur votre santé physique. Dans son livre "The Mind-Gut Connection" (2016), le Dr Emeran Mayer explore la manière dont notre esprit et nos émotions peuvent affecter notre santé digestive, y compris la santé de notre foie.

Bien entendu, la pratique de la pleine conscience n'est pas un remède miracle. Elle ne fera pas disparaître vos problèmes et ne changera pas les circonstances de votre vie. En revanche, elle peut vous donner les outils nécessaires pour gérer le stress de manière plus saine. Elle peut vous aider à rompre le cycle du stress et de l'inflammation et à améliorer la santé de votre foie.

Mais la pleine conscience n'est pas seulement un outil de gestion du stress, c'est aussi une forme puissante de désintoxication. Vous êtes-vous déjà demandé ce que signifiait réellement la désintoxication ? En termes simples, désintoxiquer signifie éliminer les toxines de notre corps. Et si je vous disais que la pleine conscience peut contribuer à désintoxiquer non seulement votre corps, mais aussi votre esprit ?

Dans son livre "Emotional Detox : 7 Steps to Release Toxicity and Energize Joy" (2018), Sherianna Boyle explore comment nous pouvons utiliser la pleine conscience pour libérer les "toxines émotionnelles" qui peuvent affecter notre santé physique et émotionnelle. Ces toxines émotionnelles peuvent être des pensées négatives, des émotions refoulées, des traumatismes non résolus, tout ce qui nous fait souffrir mentalement ou émotionnellement.

En pratiquant la pleine conscience, nous pouvons apprendre à reconnaître ces toxines émotionnelles, à les aborder avec curiosité et bienveillance, et finalement à les libérer. Cette "désintoxication émotionnelle" peut avoir un impact profond sur notre santé physique, y compris sur la santé de notre foie.

Alors, êtes-vous prêt à vous embarquer dans ce voyage de pleine conscience et de désintoxication ? Êtes-vous prêt à apprendre à gérer le stress et à libérer les toxines qui peuvent affecter votre santé ? Rejoignez-moi dans cette exploration, je vous assure que ce sera un voyage passionnant. Mais d'abord, laissez-moi partager avec vous un petit aperçu de ce qui vous attend dans notre prochain chapitre.

C'est là que la pleine conscience prend vie. Ce voyage de désintoxication que nous entreprenons, tant sur le plan émotionnel que physique, nous amène à explorer et à découvrir notre moi intérieur d'une manière que nous n'aurions jamais imaginée auparavant. Dans le prochain chapitre, nous nous plongerons dans le monde fascinant des aliments détoxifiants et nous verrons comment ils peuvent aider notre foie à fonctionner de manière optimale.

Vous découvrirez des aliments que vous avez peut-être oubliés dans votre supermarché local et qui ont des propriétés étonnantes pour aider votre corps à éliminer les toxines. Vous découvrirez également comment les préparer de manière délicieuse et nutritive.

Je ne sais pas ce qu'il en est pour vous, mais moi, je trouve cela plutôt excitant. Vous êtes-vous déjà demandé pourquoi certains aliments sont appelés "super-aliments" ? Ou pourquoi le curcuma, un humble légume-racine, est devenu si populaire dans le monde de la santé et du bien-être ? Tout cela, et bien d'autres choses encore, seront révélées dans le prochain chapitre.

Permettez-moi de citer le célèbre nutritionniste et auteur Michael Pollan dans son livre "In Defense of Food : An Eater's Manifesto" (2008) : "Mangez de la nourriture. Pas trop. Surtout des plantes. Et c'est précisément ce que nous ferons. Nous trouverons des aliments pleins de vie et d'énergie qui vous aideront à vous sentir revitalisé et revigoré.

Pendant un moment, fermez les yeux et visualisez le chemin que vous êtes en train de parcourir. Imaginez que chaque pas que vous faites vous conduit à un état de bien-être et de santé plus grand. Chaque changement que vous opérez dans votre vie, chaque choix conscient que vous faites en faveur d'une alimentation plus saine, chaque moment de pleine conscience que vous pratiquez, vous conduisent à un état de santé plus sain, plus heureux, plus vivant.

C'est une aventure, cher lecteur, qui vous fera non seulement découvrir le monde incroyable des aliments détox et leur impact sur la santé de votre foie, mais qui vous amènera aussi à vous découvrir vous-même d'une manière plus profonde et plus significative.

Alors, êtes-vous prêt à poursuivre ce voyage ? Êtes-vous prêt à découvrir comment les aliments détox peuvent aider votre foie à éliminer les toxines et à fonctionner plus efficacement ? Êtes-vous prêt à faire un pas de plus vers une vie plus saine et plus heureuse ?

Laissez-moi vous dire quelque chose avant d'aller plus loin, mon ami. Si vous êtes arrivé jusqu'ici, c'est que vous avez déjà fait des progrès incroyables. Vous avez fait preuve d'engagement, de détermination et de courage. Et laissez-moi vous assurer que chaque pas que vous avez fait jusqu'à présent en valait la peine.

Alors, allez-y, continuez. Le prochain chapitre nous attend et promet d'être passionnant et révélateur - à bientôt !

Chapitre 13 : Aliments de désintoxication : aider le foie à nettoyer l'organisme

Imaginez un instant que vous êtes une voiture haut de gamme, pensez-y, vous avez une conception brillante, un moteur puissant et un système de fonctionnement très efficace. Mais dites-moi maintenant ce qui se passe si, au lieu de remplir le réservoir avec l'essence de haute qualité dont vous avez besoin, vous ajoutez un carburant de basse qualité ? La voiture roulera probablement encore, mais au maximum de ses capacités, et que se passera-t-il à long terme ? C'est vrai, les performances de la voiture diminuent et les systèmes internes commencent à avoir des problèmes, n'est-ce pas ?

Il en va de même pour notre corps et surtout pour notre foie. Tout au long de notre vie, nous remplissons notre corps, volontairement ou involontairement, de "carburants de mauvaise qualité", également connus sous le nom de toxines. Ces toxines proviennent des aliments transformés que nous mangeons, de l'air pollué que nous respirons, des produits chimiques présents dans les produits que nous utilisons tous les jours et, oui, même du stress chronique, comme nous l'avons vu au chapitre 12.

Vous vous demandez peut-être quel est le rapport avec les aliments de désintoxication : ne s'agit-il pas simplement d'une astuce marketing de l'industrie alimentaire pour vendre davantage de produits ? C'est une question légitime, et la réponse est : non, ce n'est pas le cas. Les aliments détox, c'est-à-dire ceux qui sont riches en certains nutriments et composés, peuvent soutenir notre foie dans sa fonction de détoxification. Et qui de mieux que notre ami le foie pour le remercier d'un petit coup de pouce dans cette tâche de nettoyage, ne pensez-vous pas ?

Alors oui, cher lecteur, les aliments détox sont bien plus qu'une simple mode. Ce sont des outils précieux que vous pouvez intégrer à votre régime alimentaire pour aider votre foie à fonctionner au mieux. Mais quels sont ces aliments et comment peuvent-ils nous aider ? Vous serez heureux d'apprendre que nombre d'entre eux sont probablement des aliments que vous connaissez et aimez déjà, mais que vous ne saviez peut-être pas à quel point ils sont puissants en termes de nettoyage du foie. Et ne vous inquiétez pas, nous n'allons pas laisser de côté les aliments que vous ne connaissez peut-être pas encore, nous allons les explorer ensemble.

Avant de poursuivre, permettez-moi de faire une pause et de vous poser une question : quels sont, selon vous, les aliments les plus bénéfiques pour votre foie ? Ne vous inquiétez pas si vous ne le savez pas encore, nous le découvrirons ensemble. Mais il est important de commencer à y réfléchir, de considérer la nourriture non seulement comme un aliment qui nous rassasie, mais aussi comme quelque chose qui peut avoir un impact profond sur notre santé.

Dans les prochains paragraphes, nous allons nous plonger dans le monde fascinant des aliments détox. Nous expliquerons pourquoi ils sont importants, comment ils peuvent aider votre foie à nettoyer votre corps des toxines et comment vous pouvez les incorporer dans votre alimentation quotidienne de manière délicieuse et nutritive. Êtes-vous prêt ? Alors, c'est parti !

Maintenant que nous avons entamé notre voyage dans le monde des aliments détox, permettez-moi de vous faire part d'un concept important : tous les aliments ne sont pas égaux en termes de capacités de nettoyage et de détoxification. Certains aliments sont particulièrement puissants pour soutenir notre foie dans sa fonction importante. Mais pourquoi en est-il ainsi ?

Vous vous souvenez de notre ami le glutathion dont nous avons parlé au chapitre 5 ? Il s'agit de l'un des antioxydants les plus puissants produits par notre organisme, qui joue un rôle essentiel dans le processus de détoxification du foie. Certains aliments, comme les avocats, les épinards et les asperges, sont riches en glutathion et peuvent contribuer à augmenter les niveaux de cet antioxydant dans notre corps.

Mais ce n'est pas tout. D'autres nutriments et composés importants, tels que la vitamine C, la vitamine E, le bêta-carotène et les flavonoïdes, jouent également un rôle crucial dans le processus de désintoxication. Les aliments tels que les agrumes, les baies, les poivrons, les carottes et les noix sont riches en ces nutriments.

Et ce n'est pas tout. Certains aliments ont la capacité de stimuler la production d'enzymes de détoxification dans le foie. C'est notamment le cas des légumes crucifères, tels que le brocoli, le chou frisé, le chou-fleur et le chou de Bruxelles. N'est-ce pas là une excellente nouvelle ? Mais attendez, nous n'avons pas fini.

Dans son livre "Food : What the Heck Should I Eat ?" (2018), le Dr Mark Hyman souligne l'importance des aliments entiers, biologiques et non transformés pour soutenir la fonction de détoxification du foie. Il affirme que ces aliments constituent la base d'une alimentation saine et, en même temps, la meilleure stratégie pour nettoyer notre corps des toxines.

Vous vous demandez peut-être comment intégrer tous ces aliments à mon régime alimentaire. Dois-je manger des brocolis et des épinards toute la journée ? La réponse est non, vous n'avez pas à le faire. La clé, c'est la variété et l'équilibre. Inclure une variété de ces aliments dans votre alimentation quotidienne peut faire une grande différence pour la santé de votre foie et, par conséquent, pour votre bien-être général.

Et si je vous disais qu'il existe d'autres aliments détox que vous pouvez intégrer à votre alimentation ? Des aliments auxquels vous n'avez peut-être jamais pensé, mais qui peuvent offrir d'incroyables bienfaits pour la santé. Vous souhaitez les découvrir ? Alors n'allez pas plus loin, car dans la prochaine section, nous allons explorer d'autres de ces puissants alliés de votre foie. Allez, on s'y met !

Avez-vous déjà pensé aux graines de lin, aux algues ou à l'ail en tant qu'aliments détoxifiants ? Il s'agit probablement d'options que seuls les plus sains des fanatiques de la santé pourraient consommer, n'est-ce pas ? Eh bien, préparez-vous à être surpris. Chacun de ces aliments, ainsi que d'autres qui peuvent vous sembler tout aussi inhabituels, possède son propre superpouvoir de désintoxication.

Commençons par les graines de lin : ces graines minuscules mais impressionnantes sont une excellente source de fibres alimentaires. Mais qu'est-ce que cela signifie en termes de désintoxication ? Les fibres jouent un rôle clé dans l'élimination des toxines de notre corps. Elles aident à maintenir notre tube digestif en bonne santé et contribuent à l'élimination régulière des déchets. Et rappelez-vous ce que nous avons mentionné au chapitre 2 : un système digestif sain est un allié crucial dans notre lutte contre la stéatose hépatique.

Passons aux algues. Oui, vous avez bien lu. Les algues sont une merveille de la nature. Elles sont riches en iode, qui contribue au bon fonctionnement de la thyroïde. Pourquoi est-ce important ? Parce que la thyroïde joue un rôle clé dans le métabolisme et la détoxification. Mais ce n'est pas tout. Certaines algues, comme la chlorelle, ont la capacité de se lier aux toxines et de les éliminer de l'organisme. Dans son livre "Superfoods : The Food and Medicine of the Future" (2009), David Wolfe affirme que les algues sont l'un des aliments les plus nutritifs et les plus détoxifiants que nous puissions consommer.

Et maintenant, l'ail. Cet humble petit aliment est utilisé depuis des siècles pour ses puissantes propriétés médicinales. Il est riche en composés soufrés, qui sont essentiels pour les enzymes de détoxification du foie. En outre, l'ail possède des propriétés antibactériennes et antivirales qui peuvent contribuer à renforcer notre système immunitaire.

Savez-vous à quel point le monde des aliments détox peut être fascinant ? Et le mieux, c'est qu'il y a beaucoup plus d'options disponibles. Avant de poursuivre, j'aimerais que vous fassiez une pause et que vous réfléchissiez à ces aliments. Lesquels font déjà partie de votre régime alimentaire ? Lesquels pourriez-vous commencer à incorporer ? Êtes-vous prêt à essayer de nouvelles recettes et de nouvelles expériences culinaires pour prendre soin de votre foie ?

La beauté de la désintoxication par l'alimentation réside dans sa simplicité et son accessibilité. Nous n'avons pas besoin de grosses sommes d'argent ou de suppléments coûteux pour prendre soin de notre foie. Ce dont nous avons besoin, c'est de la volonté d'apprendre, d'explorer et de faire de petits ajustements dans nos choix alimentaires quotidiens.

Chaque bouchée que nous prenons nous donne la possibilité de soutenir la fonction de désintoxication de notre foie ou de la solliciter davantage. En fin de compte, c'est à nous de choisir. Et c'est toujours le bon moment pour faire des choix sains, n'est-ce pas ? C'est pourquoi, dans la section suivante, je vais vous aider à le faire.

Chapitre 14 : La révolution verte : le pouvoir des légumes dans votre alimentation

Si je vous demandais de penser à un super-héros, Superman vous viendrait peut-être à l'esprit, avec sa cape flottant au vent, ou peut-être Wonder Woman, avec son diadème scintillant et son courage indomptable. Mais si je vous disais que les vrais super-héros sont les légumes verts, me croiriez-vous ?

Je vais vous expliquer pourquoi. Les légumes verts regorgent de nutriments essentiels qui peuvent faire des merveilles pour notre santé et, surtout, pour notre foie. Si je ne vous ai pas encore convaincu, je suis heureux de vous dire que ce chapitre est destiné à changer votre perception et à vous aider à comprendre le pouvoir des légumes dans votre alimentation.

La couleur verte des plantes provient d'un pigment appelé chlorophylle. Pourquoi la chlorophylle est-elle importante pour nous ? Tout d'abord, la chlorophylle est une excellente source d'antioxydants qui, comme nous l'avons vu au chapitre 4, sont essentiels pour lutter contre les radicaux libres dans notre corps et réduire l'inflammation. Mais ce n'est pas tout, la chlorophylle est également connue pour sa capacité à favoriser la désintoxication de l'organisme, ce qui est particulièrement important pour notre foie.

Vous vous demandez peut-être : comment intégrer davantage de légumes verts dans mon alimentation ? Eh bien, il existe de nombreuses façons délicieuses de le faire, et je suis heureuse de vous dire qu'il ne s'agit pas seulement de manger des salades. Mais avant de vous révéler quelques-unes de ces méthodes, je voudrais que vous vous posiez une question : êtes-vous prêt à ouvrir votre esprit et votre palais à de nouvelles expériences culinaires pour le bien de votre santé ? Je vous promets que cela en vaut la peine.

Outre la chlorophylle, les légumes verts sont riches en vitamines, en minéraux et en fibres, tous essentiels au bon fonctionnement de notre organisme et, bien sûr, de notre foie. Ce sont des petits sachets santé qui peuvent vous aider à revitaliser votre vie.

Prenons l'exemple du brocoli, un légume de la famille des choux qui est parfois moins apprécié qu'il ne le mérite. Le brocoli est une excellente source de vitamine C, de vitamine K et de fibres alimentaires. Mais ce qui le distingue vraiment, c'est sa teneur en sulforaphane, un composé qui a été largement étudié pour ses puissantes propriétés anticancéreuses et sa capacité à aider le foie dans ses processus de détoxification.

En effet, chaque fois que vous mangez un morceau de brocoli, vous aidez votre foie à accomplir son dur travail, qui consiste à débarrasser votre organisme des toxines. Maintenant, je vous le demande : cela ne vous fait-il pas voir le brocoli sous un autre jour ? Ne vous inquiétez pas, nous avons encore beaucoup à découvrir ensemble dans ce chapitre. Alors, prenez un en-cas sain (de préférence quelque chose de vert), détendez-vous et rejoignez-moi pour ce voyage passionnant au cœur de la révolution verte. Êtes-vous prêt ? Allez, plongeons dans le monde merveilleux des légumes verts !

Nous avons déjà mentionné le brocoli, mais il existe de nombreux autres héros verts, chacun ayant ses propres superpouvoirs. Épinards, blettes, chou frisé, laitue romaine, cresson... la liste est longue et passionnante. Chacun de ces légumes verts ne donnera pas seulement un coup de pouce à votre alimentation grâce à sa richesse en nutriments, mais il vous aidera également à prendre soin de votre foie.

Si tous les légumes verts sont bénéfiques, certains ont un impact particulièrement puissant sur la santé du foie. Dans son livre The Liver Cleansing Diet (1996), le Dr Sandra Cabot souligne l'importance du chou frisé dans l'alimentation. Riche en antioxydants et en vitamine K, le chou frisé possède des propriétés anti-inflammatoires qui contribuent à réduire la pression exercée sur le foie.

Mais que faire si les légumes verts ne vous emballent pas ? Peut-être vous a-t-on déjà servi des épinards trop cuits, ou peut-être trouvez-vous le chou frisé trop dur. C'est là que la créativité et le plaisir entrent en jeu. Il n'y a pas de règles strictes quant à la façon dont vous devez manger vos légumes. Vous pouvez les faire sauter avec un peu d'ail et d'huile d'olive, vous préparer un smoothie vert pour le petit-déjeuner ou ajouter des épinards à votre omelette du matin.

Si vous avez encore du mal à intégrer plus de vert dans votre alimentation, rappelez-vous les mots de Michael Pollan dans "In Defense of Food : An Eater's Manifesto" (2008) : "Mangez de la nourriture. Pas trop. Surtout les plantes". Cette phrase simple mais puissante nous rappelle l'importance de concentrer notre alimentation sur des aliments réels et nutritifs, et quoi de plus réel et nutritif qu'un légume vert ?

En outre, comme indiqué au chapitre 10, la planification des menus peut être d'une grande aide. Au début de la semaine, essayez de prévoir au moins un légume vert à chaque repas. Et si cela vous semble décourageant, ne vous inquiétez pas. N'oubliez pas que de petits changements peuvent avoir un impact important. Commencez par ajouter une portion supplémentaire de légumes verts à votre journée et augmentez-la petit à petit. Chaque petit pas compte.

Êtes-vous prêt à explorer de nouvelles recettes, à essayer de nouveaux aliments et à donner à votre foie le soutien dont il a besoin pour accomplir son travail vital ? Je crois en vous et je sais que vous pouvez y arriver. Alors, prenez votre chou frisé, vos épinards ou votre brocoli et célébrons ensemble le pouvoir des légumes verts dans notre alimentation.

Dans la section suivante, nous allons nous plonger encore plus profondément dans cette révolution verte et voir comment vous pouvez incorporer ces nutriments de manière créative et savoureuse dans votre vie quotidienne. Allez, rejoignez-moi dans cette aventure verte ! Vous joindrez-vous à nous ?

Excellent ! Je vois que vous êtes aussi enthousiaste que moi à propos de cette révolution verte. Maintenant, cher lecteur, partageons quelques façons créatives et savoureuses d'intégrer plus de légumes dans votre alimentation.

Connaissez-vous le smoothie vert ? Cette préparation puissante a gagné en popularité ces dernières années grâce à ses bienfaits pour la santé et à sa facilité de préparation. Dans son livre "Green for Life" (2010), Victoria Boutenko parle de l'importance des smoothies verts dans notre alimentation. Selon elle, les smoothies verts nous permettent de consommer une grande quantité de légumes d'une manière délicieuse et facile à digérer.

Mais comment préparer un bon smoothie vert ? Il n'y a pas de réponse unique, car les smoothies peuvent être adaptés à vos préférences et à vos besoins nutritionnels. Cependant, un bon point de départ consiste à combiner des légumes verts (comme les épinards ou le chou frisé), un fruit pour la douceur (comme la banane ou la pomme) et une base liquide (comme l'eau ou le lait d'amande). À partir de là, vous pouvez ajouter d'autres ingrédients comme des graines de chia, du gingembre, du curcuma ou des protéines en poudre. Expérimentez et trouvez votre combinaison préférée.

Que diriez-vous d'une délicieuse salade ? Non, je ne parle pas d'une triste salade avec quelques tomates. Je veux parler d'une salade pleine de couleurs et de saveurs, avec des textures différentes qui feront danser vos papilles. Dans son livre "Eating on the Wild Side" (2013), Jo Robinson explique qu'il est important de manger une grande variété de légumes pour obtenir un spectre complet de nutriments. Faites donc de votre salade un arc-en-ciel de nutriments ! Ajoutez de la betterave râpée, des carottes, des poivrons colorés, du concombre, des tomates cerises, des noix, des graines et, bien sûr, beaucoup de verdure. Assaisonnez le tout d'un peu d'huile d'olive extra vierge et de vinaigre balsamique, et vous obtiendrez un repas sain et satisfaisant.

Vous vous souvenez que nous avons parlé de l'importance de l'eau au chapitre 11 ? Eh bien, vous pouvez aussi utiliser vos légumes pour épicer votre eau. Ajoutez des tranches de concombre ou des feuilles de menthe dans votre bouteille d'eau pour un rafraîchissement naturel et sain.

Voilà, mon ami, quelques idées pour intégrer plus de vert dans votre alimentation. Comme vous pouvez le constater, il n'est pas nécessaire d'être un chef expert ou de passer des heures dans la cuisine pour profiter des bienfaits des légumes. Il suffit d'un peu de créativité et d'une volonté d'essayer quelque chose de nouveau.

Et maintenant, vous êtes prêts à passer à la dernière partie de ce chapitre ? Nous allons parler de quelques recettes spécifiques que vous pouvez essayer, et de la façon dont vous pouvez les adapter à vos besoins et à vos goûts. Alors, prenez votre tablier, car nous allons cuisiner ensemble. Êtes-vous prêt ?

Vous êtes prêts à enfiler votre tablier, n'est-ce pas ? Je suis ravie d'avoir l'occasion de passer ce temps avec vous dans la cuisine, même si c'est virtuellement. Mettons-nous donc au travail et commençons par quelques recettes simples mais puissantes qui peuvent vous aider à exploiter tout le potentiel des légumes.

Tout d'abord, nous allons préparer une recette simple mais délicieuse : un houmous de betterave. Pour préparer ce houmous, vous aurez besoin de betteraves cuites, de pois chiches, d'huile d'olive, d'ail, de cumin et de citron. Ce houmous est non seulement un régal pour le palais, mais aussi un allié puissant pour votre foie grâce aux propriétés antioxydantes et détoxifiantes de la betterave. Les pois chiches sont également une excellente source de fibres et de protéines.

Que diriez-vous de quelque chose d'un peu plus aventureux ? Avez-vous entendu parler des spaghettis à la courgette ? Ces "spaghettis" sont une façon amusante et savoureuse d'incorporer plus de légumes dans votre alimentation. Tout ce dont vous avez besoin, c'est d'une courgette et d'un spiraliseur ou d'un épluche-légumes. Une fois vos spaghettis de courgette préparés, ajoutez votre sauce préférée et voilà ! Vous avez un plat principal sain et riche en nutriments.

Enfin, nous allons préparer un en-cas sain : les chips de chou frisé. Le chou frisé est un légume à feuilles vert foncé très nutritif. Pour préparer les chips, il suffit de feuilles de chou frisé, d'un peu d'huile d'olive et de vos épices préférées. Faites-les cuire à basse température jusqu'à ce qu'elles soient croustillantes et savourez un en-cas sain et savoureux.

Il ne s'agit là que de quelques idées pour lancer votre révolution verte. N'oubliez pas que l'essentiel est d'expérimenter et de trouver ce qui vous convient.

Et maintenant, comment vous sentez-vous ? Êtes-vous impatient d'essayer ces recettes et de faire d'autres expériences dans la cuisine ? J'espère que oui, car ce n'est que le début. Dans le prochain chapitre, nous parlerons des "graisses que vous aimez : une approche équilibrée des graisses saines". Nous aurons l'occasion de démystifier certains mythes sur les graisses et de comprendre comment les graisses saines peuvent jouer un rôle important pour votre foie et votre santé en général.

Vous trouvez cela intimidant ? Ne vous inquiétez pas. Je suis là pour vous guider à chaque étape. Alors, respirez profondément et continuez. Je vous promets que le voyage en vaut la peine. Et qui sait, vous pourriez même vous amuser en chemin. Prêt à vous lancer ? C'est parti !

Chapitre 15 : Les graisses que vous aimez : une approche équilibrée des graisses saines

Avez-vous déjà entendu dire que les graisses sont mauvaises pour la santé ou qu'il faut les éviter à tout prix ? Laissez-moi vous dire une chose : c'est un mythe. Oui, vous avez bien lu, c'est un mythe. Les graisses ne sont pas l'ennemi. En fait, elles sont essentielles au fonctionnement optimal de votre organisme. Saviez-vous que les graisses aident à absorber certaines vitamines et certains minéraux et qu'elles jouent un rôle crucial dans la production d'énergie et dans l'entretien du cerveau et du système nerveux ? N'est-ce pas extraordinaire ?

Je ne suis pas en train de vous dire qu'il faut dévorer un paquet de chips ou un gâteau au chocolat entier. Ce que je veux vous faire comprendre, c'est que vous avez besoin d'un équilibre. Dans ce chapitre, je vais vous aider à comprendre pourquoi les graisses sont essentielles, quels types de graisses sont sains et comment vous pouvez les incorporer de manière équilibrée dans votre alimentation pour améliorer la santé de votre foie.

Commençons par les bases : les graisses sont l'une des trois macromolécules essentielles dont notre corps a besoin pour fonctionner, avec les protéines et les glucides. Toutes les graisses ne sont pas identiques, et c'est là que réside la clé de leur compréhension. Il y a les graisses saturées, les graisses insaturées (qui comprennent les graisses monoinsaturées et polyinsaturées) et les graisses trans. Les deux premières sont nécessaires à notre organisme, tandis que les graisses trans sont celles que nous devons éviter autant que possible.

Dans le monde de la nutrition, il est facile de se perdre dans le labyrinthe des termes scientifiques et complexes. Et parfois, cela peut conduire à des choix malsains parce que nous ne comprenons tout simplement pas le jargon. Mais nous sommes tous concernés, n'est-ce pas ? Et c'est ensemble que nous allons percer les mystères des graisses saines.

Que diriez-vous donc d'explorer plus avant les merveilles des graisses saines et de découvrir comment elles peuvent devenir vos alliées sur la voie d'un foie en bonne santé ? Cela vous semble une bonne idée ? Je vous promets un voyage fascinant. À la fin de ce chapitre, les graisses ne seront plus une énigme pour vous, mais plutôt des amis de confiance dans votre aventure vers la santé et le bien-être.

Préparez-vous à vous débarrasser des mythes que vous avez entendus pendant des années et à ouvrir votre esprit à une nouvelle compréhension. N'oubliez pas qu'il s'agit d'un voyage et non d'une destination. En cours de route, il y aura des triomphes et des défis à relever. Mais cela fait partie du processus d'apprentissage et de croissance, n'est-ce pas ?

Alors, si vous êtes prêt à entamer ce voyage, plongeons dans le monde merveilleux des graisses saines !

Parfait ! Maintenant que vous avez ouvert votre esprit au monde fascinant des graisses, plongeons encore plus profondément. Comme l'a dit le célèbre écrivain Aldous Huxley dans "Le meilleur des mondes" (1932), "Les faits ne cessent pas d'exister simplement parce qu'ils sont ignorés". Alors pourquoi ne pas aborder de front les faits concernant les graisses saines et briser une fois pour toutes ces préjugés bien ancrés ?

Tout d'abord, parlons des graisses insaturées. Ce sont les "bonnes" graisses et, contrairement à ce que l'on pourrait penser, elles sont indispensables à l'organisme. Pourquoi ? Parce qu'elles contribuent à réduire le mauvais cholestérol (LDL) et à augmenter le bon cholestérol (HDL), aidant ainsi à prévenir les maladies cardiaques. On les trouve dans des aliments tels que l'huile d'olive, les avocats, les noix et les poissons gras comme le saumon.

Les graisses monoinsaturées et polyinsaturées sont deux types de graisses insaturées. Les graisses mono-insaturées se trouvent dans des aliments tels que les amandes, les noisettes, les olives et l'huile de canola. Les secondes, les graisses polyinsaturées, comprennent les acides gras oméga-3 et oméga-6, essentiels au fonctionnement du cerveau et du système nerveux, que l'on trouve dans des aliments tels que le poisson, les noix et les graines de lin.

Quant aux graisses saturées, elles ont été vilipendées pendant des années, mais la science moderne a clarifié le fait qu'elles ne sont pas aussi mauvaises qu'on a voulu nous le faire croire. Comme l'indique le Dr Mark Hyman dans son livre "Eat Fat, Get Thin" (2016), "les graisses saturées provenant d'aliments entiers, comme les produits laitiers, les viandes nourries à l'herbe et l'huile de coco, sont saines dans le cadre d'un régime pauvre en sucre et en glucides raffinés et riche en nutriments et en fibres, avec beaucoup de légumes et de fruits". Toutefois, il est conseillé de les consommer avec modération, toujours dans le cadre d'une alimentation équilibrée.

Les graisses trans sont les véritables méchants de cette histoire. En avez-vous entendu parler ? Il s'agit d'un type de graisse insaturée qui a été modifiée chimiquement pour prolonger la durée de conservation des aliments transformés, mais qui a des effets néfastes sur la santé. En 2017, l'Academy of Nutrition and Dietetics a souligné que les acides gras trans augmentent le taux de cholestérol LDL (mauvais cholestérol) et diminuent le taux de cholestérol HDL (bon cholestérol), augmentant ainsi le risque de maladies cardiaques.

Que diriez-vous donc de prendre la décision consciente d'éliminer les gras trans de votre alimentation, d'augmenter les gras insaturés et de garder les gras saturés avec modération ? Êtes-vous prêt à faire ce changement et à donner à votre foie les soins dont il a besoin ? N'oubliez pas qu'il s'agit d'un voyage et que chaque petit pas compte. Êtes-vous prêt à franchir la prochaine étape ?

Génial ! Maintenant que nous avons démasqué les différentes formes de graisses, si je vous montrais comment les intégrer de manière équilibrée dans votre vie quotidienne ? Êtes-vous prêt à dire adieu à ces jours de peur des graisses et à accueillir une vie pleine d'énergie et de vitalité ?

Laissez-moi vous donner un exemple concret. Imaginez Maria, qui mène une vie trépidante et est toujours en mouvement. Maria aime manger vite et opte souvent pour des repas rapides et pratiques qui, malheureusement, sont souvent riches en graisses trans et en graisses saturées. Mais un jour, Maria décide de prendre sa vie et sa santé en main. Elle commence à intégrer davantage d'aliments contenant des graisses insaturées dans son régime alimentaire, comme des noix pour les en-cas et du saumon pour le dîner. Elle remplace la margarine par de l'huile d'olive dans ses repas et constate que non seulement elle se sent plus énergique, mais qu'elle a aussi moins envie de sucreries et d'aliments malsains. Vous voyez comment un petit changement peut avoir un impact important ?

Le concept de graisse saine est similaire à ce que Michael Pollan mentionne dans son livre "Food Rules : A Common Sense Guide to Eating" (2009). Pollan insiste sur le fait que "manger de la nourriture" est la règle numéro un pour une alimentation saine, et lorsqu'il parle de "nourriture", il entend des aliments réels, non transformés, pleins de nutriments naturels, tels que les graisses insaturées dont nous venons de parler.

N'oubliez pas que, malgré ce que vous avez pu entendre par le passé, les graisses ne sont pas vos ennemies. En fait, elles sont essentielles au bon fonctionnement de votre organisme. Votre cerveau, par exemple, est l'organe le plus gras de votre corps, et il a besoin de graisses saines pour fonctionner correctement. Alors pourquoi le priver de ce dont il a besoin ?

Je comprends qu'il puisse être intimidant de changer ses habitudes alimentaires, surtout lorsqu'il s'agit de quelque chose d'aussi décrié que les graisses. Mais ne vous inquiétez pas, nous sommes là pour vous soutenir à chaque étape de votre parcours. Et n'oubliez pas que ce changement n'est pas une question de privation, mais de choix conscient. Êtes-vous prêt à faire ce choix conscient et à découvrir les bienfaits des graisses saines ? Êtes-vous prêt à aider votre foie à prospérer ?

Félicitations ! Vous êtes arrivé au terme de ce fascinant voyage dans le monde des graisses. Mais ne désespérez pas, ce n'est que le début de votre aventure vers une vie plus saine et plus équilibrée. Je suis heureuse de vous annoncer que vous disposez désormais de tous les outils nécessaires pour faire des choix sains en matière de graisses.

Nous avons démystifié les graisses, compris leur rôle vital dans notre organisme et appris à sélectionner les graisses les plus saines. Vous avez vu comment les graisses insaturées, telles que celles que l'on trouve dans les avocats, le poisson et les noix, peuvent devenir vos alliées dans votre lutte pour la santé du foie.

Vous vous souvenez de Maria ? Depuis qu'elle a modifié ses habitudes alimentaires, non seulement sa santé générale s'est améliorée, mais elle a également remarqué une différence notable dans son énergie et sa concentration au quotidien. Elle est ravie de pouvoir conserver ce mode de vie à long terme, et vous pouvez en faire autant.

Je vais être honnête avec toi, mon ami, tu vas peut-être rencontrer des difficultés sur ton chemin, mais je suis sûr que tu as la force et la détermination nécessaires pour les surmonter. Après tout, tu es arrivé jusqu'ici, n'est-ce pas ? Comme le dit Jack Canfield dans son livre "Success is a Choice" (2006), "Tout ce que vous voulez se trouve de l'autre côté de la peur".

Mais attendez, nous n'avons pas fini. Dans le chapitre suivant, " Le facteur fibre : un nutriment clé pour un foie en bonne santé ", nous allons nous plonger dans le monde merveilleux des fibres. Vous découvrirez pourquoi ce nutriment souvent négligé est si important pour la santé de votre foie et apprendrez à l'intégrer efficacement dans votre régime alimentaire.

Êtes-vous prêt à franchir une nouvelle étape dans votre cheminement vers la santé du foie ? Êtes-vous prêt à découvrir les secrets des fibres ? N'oubliez pas que vous faites cela pour vous, pour votre santé, et que je suis à vos côtés à chaque étape. Alors, respirez profondément, souriez et allez-y. Je vous attends dans le prochain chapitre - allons ensemble vers un avenir plus sain !

Chapitre 16 : Le facteur fibre : un nutriment clé pour un foie en bonne santé

Bienvenue à tous ! Comme vous l'avez peut-être remarqué, chaque chapitre que vous avez lu jusqu'à présent a lentement épluché les couches de la santé du foie comme un oignon. Nous avons appris à connaître les graisses saines et l'eau, et c'est maintenant au tour d'un autre allié essentiel sur la voie de la santé du foie : les fibres.

Pourquoi les fibres sont-elles si importantes ? Tout d'abord, les fibres jouent un rôle crucial dans notre santé digestive, ce qui a un impact direct sur la santé du foie. Mais ce n'est que la partie émergée de l'iceberg.

Vous avez probablement souvent entendu parler de l'importance des fibres dans votre alimentation, mais vous êtes-vous déjà demandé pourquoi ? En termes simples, les fibres sont des nutriments qui ne peuvent pas être digérés par notre corps, mais ne vous inquiétez pas, cela ne signifie pas que notre corps n'en tire pas profit. En fait, c'est tout le contraire.

Selon la Mayo Clinic, un régime riche en fibres peut avoir de nombreux effets bénéfiques sur la santé, tels que la normalisation du transit intestinal, le maintien d'un poids santé et le contrôle du taux de sucre dans le sang. Mais il y a un autre avantage que vous ne connaissez peut-être pas : un régime riche en fibres peut aider votre foie à fonctionner de manière optimale. Fascinant, n'est-ce pas ?

Vous vous demandez peut-être comment quelque chose que je ne peux même pas digérer peut être aussi bénéfique pour mon corps ? Vous n'êtes pas le seul à vous poser cette question. Mais comme le dit le célèbre nutritionniste et auteur Michael Pollan dans son livre "Food Rules : An Eater's Handbook" (2009), "manger des aliments que vous aimez ne signifie pas que vous comprenez nécessairement comment ils vous nourrissent".

De plus, une étude menée par l'université de Harvard en 2020 a révélé qu'une consommation régulière de fibres peut contribuer à réduire le risque de maladies chroniques, y compris les maladies du foie. Ainsi, même si nous ne sommes pas en mesure de digérer les fibres, notre organisme, et en particulier notre foie, en bénéficie indéniablement.

Avant de commencer à remplir votre panier avec tous les aliments riches en fibres que vous pouvez trouver, il est important de s'arrêter et de réfléchir un instant. Saviez-vous qu'il existe différents types de fibres ? Et saviez-vous que toutes les fibres ne sont pas créées de la même manière ?

En effet, chaque type de fibre joue un rôle unique dans notre santé, et la compréhension de ces rôles peut vous aider à faire des choix plus éclairés et plus efficaces en ce qui concerne votre régime alimentaire. Mais ne vous inquiétez pas, vous n'avez pas à faire cavalier seul. Je suis là pour vous guider dans ce voyage, pour dissiper toute confusion et pour vous aider à comprendre comment vous pouvez tirer le meilleur parti du pouvoir des fibres dans votre vie. Êtes-vous prêt à percer les mystères des fibres et à faire passer votre santé hépatique à la vitesse supérieure ?

Passez à l'action ! Maintenant que vous savez que les fibres sont un allié de taille pour votre foie, il est temps d'en apprendre davantage sur les différents types de fibres et sur l'importance de chacun d'entre eux dans votre alimentation. Comme l'a dit Denis Burkitt, célèbre chercheur et nutritionniste du XXe siècle, "les fibres sont le squelette des plantes". Par conséquent, si vous mangez des aliments d'origine végétale, il est probable qu'ils fournissent à votre organisme une certaine quantité de fibres.

Il existe deux grands types de fibres : les fibres solubles et les fibres insolubles. Ne soyez pas effrayé par ces termes. Bien qu'ils puissent sembler compliqués, ils sont en fait très simples à comprendre. Le nom de chaque type de fibre vous donne déjà un indice sur ce qu'elles font dans votre corps.

Commençons par les fibres solubles. Elles sont dites "solubles" parce qu'elles se dissolvent dans l'eau et forment une sorte de gel. Les aliments tels que l'avoine, les pommes, l'orge et les légumineuses sont riches en fibres solubles. Pourquoi sont-elles importantes pour votre foie ? Les fibres solubles contribuent à réduire le taux de cholestérol et la glycémie, deux facteurs qui, s'ils sont maîtrisés, peuvent contribuer à la santé du foie.

Avez-vous déjà essayé de faire tremper des flocons d'avoine dans de l'eau pendant une nuit et remarqué que le mélange devenait un peu collant et épais le matin ? Ce sont les fibres solubles en action. Imaginez ces mêmes fibres dans votre système digestif, absorbant le cholestérol et le sucre comme une éponge et contribuant à les éliminer de votre organisme de manière sûre et naturelle. C'est comme si une petite équipe de nettoyage travaillait 24 heures sur 24 dans votre système digestif.

Passons maintenant aux fibres insolubles. Ce type de fibres ne se dissout pas dans l'eau. Elles agissent comme un balai qui balaie votre système digestif, aidant à prévenir la constipation et à maintenir vos intestins en bon état. Les aliments tels que le blé complet, les noix, les haricots et les légumes sont d'excellentes sources de fibres insolubles.

Vous vous dites peut-être : "C'est très bien, mais quel est le rapport entre les fibres insolubles et mon foie ? Imaginez votre corps comme une ville et votre foie comme une station d'épuration. Que se passerait-il si les rues de la ville étaient bloquées et que l'eau ne pouvait pas atteindre la station d'épuration ? La ville serait inondée, n'est-ce pas ? Il se passe la même chose dans votre corps lorsque vous ne consommez pas assez de fibres insolubles. Si votre système digestif ne fonctionne pas correctement, votre foie peut être affecté car il doit travailler plus dur pour éliminer les toxines de votre corps.

Les fibres, solubles et insolubles, sont une pièce essentielle du puzzle de la santé du foie. Comme le dit le Dr Will Bulsiewicz dans son livre "Fibre Fueled" (2020), "les fibres sont le seul moyen de nourrir les billions de microbes qui vivent dans notre intestin et jouent un rôle essentiel dans notre santé". Alors, mon ami, ne sous-estimez pas le pouvoir des fibres dans votre alimentation. En fait, je vous encourage à considérer les fibres comme un allié inestimable sur la voie de la santé du foie.

Alors, comment intégrer davantage de fibres dans votre alimentation ? La clé réside dans un mot que j'adore : la diversité. Oui, comme vous l'avez lu. La diversité dans votre alimentation n'est pas seulement bonne pour vos papilles, mais aussi pour votre santé. Différents aliments fournissent différents types de fibres, de sorte qu'une alimentation variée vous permettra d'obtenir suffisamment de ces deux types de fibres.

Pour vous donner une idée plus claire de la manière d'intégrer davantage de fibres dans votre alimentation, permettez-moi de vous donner quelques exemples concrets. Imaginez que vous êtes en train de préparer votre petit-déjeuner. Vous pouvez opter pour un bol de flocons d'avoine avec des pommes coupées en morceaux et quelques noix. Vous avez là un repas riche en fibres solubles (l'avoine et les pommes) et insolubles (les noix) - délicieux, nutritif et favorable à votre foie !

Que diriez-vous d'une salade fraîche d'épinards, de tomates, de concombres, de graines de chia et de poulet grillé à l'heure du déjeuner ou du dîner ? Les légumes verts vous apporteront une bonne quantité de fibres insolubles, tandis que les graines de chia sont une excellente source de fibres solubles.

Vous voyez que ce n'est pas si difficile ? Comme le dit le célèbre chef et auteur britannique Jamie Oliver dans son livre "Healthy Eating with Five Ingredients" (2017), "un repas sain n'a pas besoin d'être compliqué. Au lieu de cela, il peut être simple, délicieux et plein de bonnes choses qui profiteront à votre corps". Je pense que cette citation reflète parfaitement la manière dont nous devrions aborder notre alimentation.

J'aimerais à présent clarifier un point très important. Bien que les fibres soient un allié incroyable pour la santé de votre foie, vous ne devriez pas essayer de les incorporer à votre régime alimentaire du jour au lendemain en grandes quantités. N'oubliez pas que tout changement de régime alimentaire doit être progressif afin de permettre à votre organisme de s'adapter.

Dans son livre "The Compound Effect" (2010), Darren Hardy explique comment de petites actions cohérentes au fil du temps peuvent avoir un impact considérable. Cela s'applique également à l'incorporation de fibres dans votre alimentation. Commencez par de petites actions, peut-être en incorporant un aliment riche en fibres à la fois, et au fil du temps, vous verrez des changements dans votre corps et, surtout, dans la santé de votre foie.

Enfin, n'oubliez pas que les fibres ne sont qu'une pièce du puzzle. Comme nous l'avons vu au chapitre 4 sur les aliments qui soignent et nourrissent le foie et au chapitre 15 sur une approche équilibrée des graisses saines, la clé d'un foie sain ne se limite pas à un seul nutriment ou à une seule habitude. La santé du foie, comme la santé en général, est le résultat d'un mode de vie équilibré qui comprend une alimentation saine, une activité physique régulière, un sommeil suffisant, une gestion efficace du stress et une approche holistique du bien-être.

En parlant de bien-être, saviez-vous que l'un des avantages supplémentaires d'une alimentation riche en fibres est son impact positif sur le poids corporel ? En effet, les fibres ont la capacité de vous rassasier plus longtemps, ce qui peut vous aider à contrôler votre appétit et, par conséquent, à maintenir un poids sain. C'est précisément ce que nous allons aborder dans le chapitre suivant : "Foie gras et obésité : comprendre le lien".

Mais avant d'en arriver là, permettez-moi de vous rappeler quelque chose d'important. Dans ce chapitre, je vous ai montré pourquoi les fibres sont un nutriment essentiel pour la santé de votre foie. Ensemble, nous avons exploré les différents types de fibres et la façon dont ils peuvent contribuer à la santé de votre foie. En outre, je vous ai donné quelques idées pratiques pour incorporer plus de fibres dans votre alimentation de manière progressive et diversifiée.

Cependant, je veux que vous en retiriez plus qu'une simple information. Je veux que vous ayez le sentiment de maîtriser la situation. Comme je l'ai mentionné au chapitre 4, " Prenez le contrôle : les aliments pour guérir et nourrir votre foie ", le pouvoir de transformer votre santé est entre vos mains. Et avec chaque petit changement que vous effectuez, avec chaque choix conscient que vous faites, vous démontrez votre engagement à l'égard de votre santé et de votre bien-être. Cela, mon ami, mérite d'être célébré.

Peut-être pourriez-vous vous demander : "Suis-je prêt à faire ce changement ? Je vous invite à vous poser cette question, à prendre un moment de réflexion. Mais je vous invite aussi à vous imaginer dans le futur, ayant adopté une alimentation riche en fibres, jouissant d'une santé de fer et constatant que vos efforts ont porté leurs fruits. Comment vous sentiriez-vous ? Seriez-vous reconnaissant envers vous-même d'avoir pris la décision de prendre soin de votre foie, de votre santé ?

J'espère que ce chapitre vous a aidé à comprendre l'importance des fibres pour la santé du foie et qu'il vous a fourni les outils nécessaires pour effectuer les changements qui s'imposent. N'oubliez pas que ce voyage vous concerne, qu'il s'agit de votre santé et de votre vie.

Et maintenant, cher lecteur, permettez-moi de vous donner un petit aperçu de ce qui vous attend dans le prochain chapitre. Dans le chapitre 17, nous allons nous pencher sur la relation complexe entre la stéatose hépatique et l'obésité. Nous verrons comment ces deux facteurs s'influencent mutuellement et ce que vous pouvez faire pour briser ce cycle et préserver votre santé. Croyez-moi, vous ne voudrez pas manquer ce chapitre, car il vous permettra de mieux comprendre un autre facteur clé de la santé de votre foie.

Maintenant, respirez profondément, fermez les yeux et visualisez ce futur vous, jouissant de la santé et du bien-être dont vous avez toujours rêvé. Et lorsque vous serez prêt, je vous invite à poursuivre ce voyage ensemble, en ouvrant la porte du chapitre 17.

Chapitre 17 : Foie gras et obésité : comprendre le lien

Dans les profondeurs de notre société, deux géants semblent s'acharner sur l'humanité, brisant les barrières de la santé avec une force colossale. Ces géants ne sont pas des créatures de mythe ou de légende. Ils sont bien réels. Les voici : le foie gras et l'obésité. Séparément, chacun d'entre eux représente une menace pour la santé ; ensemble, leur impact peut être encore plus dévastateur. Mais vous êtes-vous déjà demandé quel était le lien entre ces deux maladies et pourquoi elles semblent si souvent aller de pair ? Dans ce chapitre, cher lecteur, nous allons percer ce mystère.

Vous vous demandez peut-être pourquoi il est important de comprendre le lien entre la stéatose hépatique et l'obésité. En fait, tel un détective astucieux, nous devons connaître la relation entre ces deux facteurs pour trouver des solutions efficaces à la stéatose hépatique. Vous avez peut-être déjà entendu le dicton "Comprendre le problème, c'est la moitié de la solution", et dans ce cas, c'est tout à fait vrai.

Commençons donc par les bases. Comme vous le savez, l'obésité est un état caractérisé par un excès de graisse corporelle. Il ne s'agit pas simplement d'un problème esthétique, mais d'un état qui peut avoir de graves conséquences sur la santé, notamment les maladies cardiovasculaires, le diabète de type 2 et, bien sûr, la stéatose hépatique. Pourquoi cela se produit-il ? Pour répondre à cette question, il faut plonger dans le monde mystérieux et fascinant de la biologie du corps humain.

Lorsque nous consommons plus de calories que notre corps n'en a besoin pour fonctionner au quotidien et maintenir nos fonctions vitales, l'excédent est stocké dans l'organisme sous forme de graisse. Cette graisse peut s'accumuler dans différentes parties du corps, notamment dans les tissus adipeux (où la graisse est normalement stockée), les muscles et, oui, vous l'avez deviné, également dans le foie.

Le foie est un organe merveilleux et résistant, mais il n'est pas conçu pour stocker de grandes quantités de graisse. Lorsque trop de graisse s'accumule dans le foie, elle peut interférer avec sa capacité à remplir ses fonctions vitales, ce qui peut entraîner une inflammation, la formation de tissu cicatriciel (fibrose) et, dans les cas les plus graves, une cirrhose.

En résumé, vous pouvez voir comment l'obésité peut conduire à l'accumulation de graisse dans le foie et donc à la stéatose hépatique. Mais la relation entre ces deux phénomènes ne s'arrête pas là. Il existe d'autres façons dont l'obésité peut contribuer à la stéatose hépatique, et vice versa. Dans les sections suivantes, nous allons approfondir ces interactions et explorer comment nous pouvons utiliser ces connaissances pour améliorer notre santé.

J'espère que vous êtes prêts à vous lancer dans cette aventure de la connaissance et de la découverte. N'oubliez pas que nous sommes ensemble, que nous explorons, que nous apprenons et que nous grandissons. Laissez-moi donc vous emmener plus loin dans ce voyage de compréhension.

Pour bien comprendre le lien entre l'obésité et la stéatose hépatique, il faut d'abord savoir que l'obésité est un état d'inflammation chronique de faible intensité. Selon

Hotamisligil, dans son livre "Inflammation and Metabolic Disorders" (2006), cet état inflammatoire peut avoir un impact direct sur la fonction hépatique, en endommageant les cellules du foie et en contribuant à l'accumulation de graisse. Intrigant, n'est-ce pas ?

De plus, l'obésité peut également entraîner une résistance à l'insuline, une condition dans laquelle les cellules du corps deviennent moins sensibles à l'insuline, l'hormone qui régule le taux de sucre dans le sang. Saviez-vous que la résistance à l'insuline peut augmenter l'accumulation de graisse dans le foie et aggraver la stéatose hépatique ? Comme le dit Zeng dans "Insulin Resistance and NAFLD" (2016), la résistance à l'insuline peut non seulement favoriser la formation d'une stéatose hépatique, mais aussi accélérer la progression vers des stades plus graves de la maladie du foie.

Maintenant, cher lecteur, imaginez un fil d'or reliant chaque point d'information que nous avons abordé jusqu'à présent. Ce fil d'or est la ligne de vie qui relie l'obésité et la stéatose hépatique, une ligne que nous pouvons suivre pour comprendre comment traiter efficacement ces deux problèmes.

Réfléchissez : si l'obésité, l'inflammation chronique et la résistance à l'insuline sont si étroitement liées à la stéatose hépatique, ne serait-il pas logique de concentrer nos efforts sur ces problèmes ? Imaginez une stratégie axée sur la réduction du poids corporel, la diminution de l'inflammation et l'amélioration de la sensibilité à l'insuline : n'est-ce pas là une façon intelligente de lutter contre la stéatose hépatique ?

À ce stade, j'aimerais que vous vous souveniez d'une chose que nous avons mentionnée au chapitre 4 : " Prenez le contrôle : des aliments pour guérir et nourrir votre foie ". Vous vous souvenez que nous avons parlé de certains aliments qui peuvent aider à réduire l'inflammation, à améliorer la sensibilité à l'insuline et à favoriser la perte de poids ? Vous voyez comment tout cela commence à se mettre en place ?

C'est le pouvoir de la compréhension, le pouvoir de relier les points et d'avoir une vue d'ensemble. Cela nous aide non seulement à mieux comprendre la stéatose hépatique, mais aussi à prendre des mesures plus efficaces pour la gérer.

Dans la section suivante, nous irons encore plus loin. Nous verrons comment l'obésité peut affecter le foie au niveau cellulaire et nous explorerons certaines des dernières recherches dans ce domaine. Et, bien sûr, je vous fournirai des conseils et des stratégies plus pratiques pour mettre ces connaissances en pratique.

Mais avant d'aller plus loin, je voudrais que vous preniez un moment. Respirez. Réfléchissez à ce que nous avons abordé jusqu'à présent. Sentez que chaque pièce du puzzle se met en place, formant une image plus claire. Et maintenant, avec cette image à l'esprit, passons à la suite. Oui, mon ami, il y a encore beaucoup à apprendre, et ensemble, nous pouvons y arriver.

Voyons maintenant comment l'obésité peut affecter le foie au niveau cellulaire. Imaginez une cellule du foie comme une petite usine, travaillant avec diligence pour maintenir la santé de votre corps. Mais lorsqu'il y a trop de graisse, celle-ci peut s'infiltrer dans l'usine et en perturber le fonctionnement.

Des recherches récentes, comme celle de Sunny et al. dans leur étude "Excessive Hepatic Mitochondrial TCA Cycle and Gluconeogenesis in Humans with Nonalcoholic Fatty Liver Disease" (2011), ont révélé que l'excès de graisse peut interférer avec les fonctions normales des cellules hépatiques, telles que la production de glucose et la dégradation des graisses. Cela peut entraîner une augmentation du stress sur le foie et, en fin de compte, une maladie du foie gras.

En outre, l'obésité peut également augmenter la production de certaines substances chimiques qui favorisent l'inflammation, ce qui peut endommager les cellules du foie et contribuer à l'accumulation de graisse. Lorsque les cellules hépatiques sont soumises à un stress et à des dommages constants, elles peuvent commencer à se détériorer, ce qui aggrave encore la stéatose hépatique.

Permettez-moi de vous donner un exemple pratique de l'application de ces informations. Supposons que vous soyez confronté à l'obésité et à la stéatose hépatique. Comprendre l'impact de l'obésité sur votre foie peut être l'impulsion dont vous avez besoin pour agir. Cela peut vous motiver à chercher des moyens de perdre du poids de manière saine et de réduire la pression exercée sur les cellules de votre foie. Cela peut impliquer des changements dans le régime alimentaire, l'exercice physique et même la gestion du stress - des stratégies que nous avons abordées dans les chapitres précédents.

Par exemple, vous pourriez envisager d'augmenter votre consommation d'aliments riches en antioxydants, comme indiqué au chapitre 14, "La révolution verte : le pouvoir des légumes dans votre alimentation". Les antioxydants peuvent contribuer à réduire l'inflammation et à protéger les cellules du foie contre les dommages.

Vous pouvez aussi choisir d'intégrer davantage d'activité physique dans votre vie, comme le suggère le chapitre 8, " L'activité physique : votre alliée dans la lutte contre le foie gras ". L'exercice physique peut vous aider à perdre du poids et à améliorer la fonction hépatique.

Et, bien sûr, ne sous-estimez pas l'importance d'une bonne nuit de sommeil, comme nous l'avons vu au chapitre 7, " Réinitialisez votre horloge interne : l'importance du sommeil pour la santé du foie ". Un sommeil adéquat peut aider à réguler vos hormones, à réduire l'inflammation et à favoriser la santé globale du foie.

J'espère que vous comprenez maintenant que la compréhension du lien entre l'obésité et la stéatose hépatique peut être une arme puissante dans votre arsenal de santé. Non seulement elle vous donne la motivation nécessaire pour changer votre vie, mais elle vous donne aussi les outils pour effectuer ces changements de manière efficace.

Chère lectrice, cher lecteur, même si ce voyage peut parfois sembler insurmontable, je veux que vous sachiez que vous n'êtes pas seul(e). Chaque pas que vous faites, chaque choix que vous faites, chaque petit changement, est un pas vers une meilleure santé. Et ça, mon ami, c'est quelque chose dont tu peux être fier.

Mais ne vous arrêtez pas là. L'aventure n'est pas terminée. Vous vous souvenez que nous avons parlé des fringales dans le chapitre précédent ? Dans le prochain chapitre, nous allons approfondir ce sujet. Nous allons explorer des outils et des stratégies pour gérer ces fringales qui peuvent parfois faire dérailler vos meilleures intentions.

Nous apprendrons à désarmer ces envies, à les transformer d'ennemies en alliées sur le chemin de la santé. Nous démystifierons les mythes, rassemblerons un arsenal de stratégies et apprendrons à maintenir le cap même lorsque les fringales tentent de vous faire dévier de votre route.

Pourquoi est-il si important de comprendre et de gérer les fringales ? Parce que les fringales peuvent constituer l'un des plus grands défis à relever sur la voie d'un foie sain et d'un mode de vie plus sain. Mais avec les bonnes connaissances et les bons outils, vous pouvez apprendre à les gérer efficacement. Et cela, cher lecteur, peut constituer un véritable tournant dans votre parcours.

Alors, êtes-vous prêt à vous attaquer à vos fringales et à prendre encore plus votre santé en main ? Je vous promets une lecture stimulante qui remettra en question vos vieilles croyances et vous donnera le pouvoir d'apporter des changements durables et positifs dans votre vie.

Alors, êtes-vous prêts pour le prochain chapitre de notre aventure ? Je suis impatient de poursuivre ce voyage avec vous, et j'espère que vous l'êtes aussi. N'oubliez pas que nous sommes dans le même bateau. Et ensemble, nous pouvons changer notre relation avec la nourriture et notre corps pour le meilleur.

Chapitre 18 : Déconstruire les fringales : des outils pour gérer les fringales

Vous est-il déjà arrivé d'avoir une envie irrésistible de manger quelque chose en particulier, même après un repas complet ? Ou de vous retrouver à fouiller dans le réfrigérateur ou le placard à la recherche de quelque chose, sans savoir exactement quoi ? Ce sont des envies alimentaires, et nous en avons tous.

Les fringales font naturellement partie de l'expérience humaine. Notre corps est programmé pour rechercher des aliments qui répondent à nos besoins nutritionnels et notre cerveau se réjouit de récompenser les saveurs sucrées, salées et grasses. Mais lorsque ces fringales deviennent fréquentes ou intenses, elles peuvent constituer un sérieux obstacle au maintien d'une alimentation saine, en particulier si nous essayons de gérer des maladies telles que la stéatose hépatique.

Alors, que pouvons-nous faire - comment pouvons-nous gérer ces fringales, plutôt que de les laisser nous contrôler ? C'est précisément ce que nous allons explorer dans ce chapitre.

Les fringales ne sont pas un simple caprice. Elles sont une réponse biologique à divers facteurs, notamment le stress, le manque de sommeil, l'alimentation et même nos émotions. Mais le fait de comprendre cela ne les rend pas moins difficiles à gérer. Au chapitre 6, nous avons étudié comment le stress et l'anxiété peuvent avoir un impact sur notre santé, y compris sur notre appétit. Aujourd'hui, nous allons aller plus loin en examinant spécifiquement la façon dont notre corps et notre esprit réagissent aux fringales.

Le chercheur et nutritionniste Marc David, dans son livre "The Slow Down Diet" (2005), explique que les fringales sont souvent une réponse à un besoin émotionnel ou psychologique, et pas seulement à un besoin physique. Elles peuvent être une forme de réconfort ou une tentative de combler un vide émotionnel. Alors, la prochaine fois que vous chercherez une barre chocolatée après une journée stressante, réfléchissez : avez-vous vraiment faim ou cherchez-vous un moyen d'évacuer le stress ?

Il est important de se rappeler que toutes les fringales ne sont pas identiques et que certaines d'entre elles peuvent être le signe que notre organisme a besoin d'un nutriment particulier. Certaines peuvent être le signe que notre organisme a besoin d'un nutriment particulier. Avez-vous déjà eu une envie incontrôlable de manger quelque chose de salé, comme des chips ou du pop-corn ? C'est peut-être le signe que votre corps a besoin de plus de sodium. De même, une envie de viande rouge peut indiquer un besoin en fer, tandis qu'une envie d'agrumes peut être le signe que votre corps a besoin de vitamine C.

Par conséquent, avant de succomber à une fringale, il est utile de faire une pause et d'évaluer ce qui se passe. Quel besoin essayez-vous de satisfaire ? Avez-vous vraiment faim, ou êtes-vous ennuyé, stressé ou triste ? Votre corps pourrait-il essayer de vous dire qu'il a besoin d'un nutriment spécifique ?

Mais ne vous inquiétez pas. Il ne s'agit pas d'un jugement moral, ni d'un appel à la culpabilité. Il s'agit simplement d'un outil pour vous aider à mieux comprendre ce qui se passe dans votre corps et votre esprit. Parfois, vous avez simplement besoin de prendre un moment pour vous détendre, respirer et vous reconnecter à vous-même.

Pour approfondir ce sujet, j'aimerais que vous réfléchissiez aux fois où vous avez eu des fringales. Pouvez-vous identifier un schéma ? Pouvez-vous établir un lien entre vos fringales et vos émotions, ou peut-être votre niveau de stress ou de fatigue ?

Ce qu'il faut retenir, c'est que vous n'êtes pas seul dans cette situation. Nous sommes tous confrontés à des envies de fumer à différents moments et de différentes manières. Mais ce qui est également vrai, c'est que vous avez la capacité de les comprendre et de les gérer efficacement. Ce n'est peut-être pas facile, mais avec de la pratique et de la patience, vous pouvez apprendre à déconstruire ces envies et à trouver des moyens sains de les satisfaire.

Et si je vous disais que l'une des premières étapes pour déconstruire vos envies est, en fait, d'y renoncer ? Cela peut sembler contre-intuitif, mais suivez-moi sur ce point.

Le psychologue clinicien et auteur Christopher Fairburn, dans son livre "Overcoming Binge Eating" (1995), propose une approche des fringales basée sur l'abandon conscient. Au lieu de lutter contre l'envie, il nous invite à l'accepter, à l'observer et à l'explorer avec curiosité, sans jugement.

Au lieu de considérer l'envie comme un ennemi à vaincre, nous la voyons comme une occasion d'en apprendre davantage sur nous-mêmes et sur nos besoins. Au lieu de résister à l'envie, nous nous y abandonnons, non pas de manière irréfléchie, mais de manière consciente et contrôlée.

À quoi cela ressemblerait-il en pratique ? Imaginons que vous ayez une forte envie de glace. Au lieu de la combattre, vous vous autorisez à la ressentir. Vous observez ce que vous ressentez dans votre corps - où le ressentez-vous, comment évolue-t-il au fil du temps ? Ensuite, demandez-vous ce dont j'ai vraiment envie ou besoin en ce moment : s'agit-il vraiment de la glace ou d'autre chose, comme du confort, de la détente ou même simplement une pause dans votre routine ?

Cette approche peut s'avérer extrêmement efficace, car elle vous permet non seulement de gérer l'envie sur le moment, mais vous fournit également des informations précieuses que vous pouvez utiliser pour prévenir et gérer les envies futures.

Et c'est là qu'intervient la partie la plus intéressante. Après avoir exploré consciemment l'envie, il se peut que vous ne ressentiez plus le besoin d'y céder. Comme le souligne Fairburn, c'est souvent le fait de résister à l'envie qui l'intensifie. En vous y abandonnant consciemment, vous constaterez peut-être que l'envie se dissipe d'elle-même.

Mais il existe d'autres outils et stratégies que nous pouvons utiliser pour déconstruire et gérer les fringales, et nous les explorerons dans la prochaine partie de ce chapitre. N'oubliez pas qu'il s'agit de votre voyage et que chaque pas que vous faites sur ce chemin vous rapproche d'une meilleure compréhension de vous-même et de votre relation avec la nourriture.

La mise en évidence du lien entre les fringales et nos émotions est une étape importante de ce parcours. Cependant, il existe d'autres stratégies que nous pouvons déployer pour gérer efficacement ces envies.

Le Dr David Kessler, auteur de "The End of Overeating" (2009), propose l'idée d'"aliments hyper-riches". Il s'agit d'aliments chargés de graisses, de sucres et de sel, conçus pour stimuler notre cerveau et nous donner envie d'en manger toujours plus. Imaginez cette barre chocolatée décadente ou ce sachet de chips croustillantes qui semble vous appeler depuis le rayon du supermarché... Cela vous semble familier, n'est-ce pas ? Ces aliments hyper-riches sont souvent à l'origine de fringales intenses.

Selon Kessler, une stratégie efficace pour contrôler les envies de ces aliments est de commencer à prendre des décisions conscientes sur ce que nous mangeons. Au lieu de succomber automatiquement à une envie, nous devrions faire une pause, prendre un moment et décider consciemment si nous voulons ou non manger cet aliment. Cela peut paraître simple, mais cette pause consciente peut être incroyablement puissante, car elle nous donne la possibilité de rompre le cycle automatique de l'envie et de prendre une décision plus éclairée et plus consciente.

Laissez-moi vous donner un exemple concret. Imaginez que vous êtes chez vous après une longue journée de travail et que vous avez une forte envie de pizza. Au lieu d'appeler automatiquement le livreur, vous prenez le temps de réfléchir à cette envie. Vous vous demandez : "De quoi ai-je vraiment besoin en ce moment ? Ai-je vraiment faim ? Suis-je fatigué et ai-je besoin de me détendre ?" Peut-être vous rendez-vous compte que ce dont vous avez vraiment besoin, c'est d'une pause et d'un peu de temps pour vous détendre, et pas nécessairement d'une pizza.

À ce stade, vous pouvez décider de faire quelque chose qui vous aide à vous détendre, comme une promenade, la lecture d'un livre ou même une sieste. Vous pouvez aussi décider de manger quelque chose, mais quelque chose de plus nutritif et de plus sain qu'une pizza. De cette manière, vous avez transformé une envie potentiellement nuisible en une occasion de prendre soin de vous de manière plus efficace.

Mais que se passe-t-il si vous décidez que vous avez vraiment envie de cette pizza ? Ce n'est pas grave non plus. Rappelez-vous qu'il ne s'agit pas de nier ou de supprimer vos envies, mais de les comprendre et de les gérer de manière consciente et saine. Vous pouvez décider de savourer une part de pizza, mais de manière consciente, en la savourant et en l'appréciant vraiment, plutôt que de la manger à la hâte et de vous sentir coupable par la suite.

Cette stratégie de "choix conscient" peut changer la donne lorsqu'il s'agit de gérer vos fringales. Elle n'est peut-être pas facile au début, mais avec de la pratique, elle peut devenir un outil puissant pour vous aider à faire des choix alimentaires plus sains et plus conscients.

Bien entendu, il existe d'autres stratégies à explorer. Dans la section suivante de ce chapitre, nous allons nous plonger dans le monde de l'"alimentation consciente", une technique qui a gagné en notoriété ces dernières années et qui s'est avérée très efficace pour gérer les fringales.

Avant de vous parler plus en détail de l'alimentation consciente, j'aimerais faire une petite pause et réfléchir à ce dont nous avons parlé jusqu'à présent. Prenez un moment pour réfléchir à ce dont nous avons parlé jusqu'à présent. Comment pouvez-vous intégrer ces idées dans votre vie ? Comment pouvez-vous commencer à prêter plus d'attention à vos envies et à comprendre ce qu'elles essaient vraiment de vous dire ?

Nous avons parcouru un long chemin dans ce chapitre, n'est-ce pas ? Nous avons parlé de la nature des envies, de la façon dont nos pensées et nos émotions peuvent les influencer et de la façon dont nous pouvons commencer à faire des choix plus conscients et plus sains. C'est beaucoup de choses à assimiler, alors n'hésitez pas à prendre le temps de digérer toutes ces informations.

Pour en revenir à notre sujet, l'alimentation consciente est une pratique qui consiste à prêter toute son attention à ce que l'on mange, à la manière dont on le mange et à ce que l'on ressent pendant qu'on le mange. Cela peut paraître simple, mais cela peut avoir un effet profond sur votre relation avec la nourriture.

Selon Jan Chozen Bays, auteur de "Mindful Eating : A Guide to Rediscovering a Healthy and Joyful Relationship with Food" (2009), l'alimentation en pleine conscience peut non seulement vous aider à gérer vos envies, mais aussi à apprécier davantage la nourriture, à vous sentir plus satisfait et à développer une relation plus saine et plus équilibrée avec la nourriture.

C'est vrai, dans le prochain chapitre, nous allons approfondir cette merveilleuse pratique. Nous allons apprendre comment intégrer l'alimentation en pleine conscience dans votre vie quotidienne, comment elle peut vous aider à ralentir et à apprécier davantage vos repas, et comment elle peut être un outil efficace pour gérer les fringales. En outre, nous explorerons la façon dont l'alimentation consciente peut influencer votre bien-être émotionnel.

Je suis ravie d'entreprendre ce voyage avec vous. Ensemble, nous allons explorer de nouvelles façons d'aborder la nourriture et de prendre soin de notre corps et de notre esprit. N'oubliez pas que chaque pas que vous faites dans cette aventure vous rapproche d'une version plus saine et plus heureuse de vous-même. Alors, êtes-vous prêt à passer à l'étape suivante et à plonger dans le monde merveilleux de l'alimentation consciente ? Je vous assure que vous ne voudrez pas manquer cette occasion.

Ne nous arrêtons pas maintenant, mon ami. Continuez à avancer, continuez à lire, continuez à apprendre. Et surtout, continuez à prendre soin de vous. Je suis avec vous à chaque étape du chemin. Je vous donne rendez-vous au prochain chapitre : "La connexion corps-esprit : des habitudes saines pour un bien-être émotionnel". Votre santé vous en remerciera. C'est parti !

Chapitre 19 : La connexion corps-esprit : des habitudes saines pour un bien-être émotionnel

Plongeons maintenant dans l'un des domaines les plus fascinants de notre voyage : le lien entre le corps et l'esprit. Vous êtes-vous déjà demandé pourquoi vous vous sentez si bien après une bonne séance d'entraînement ? Ou pourquoi un bon rire peut être le meilleur remède lorsque vous vous sentez déprimé ? La réponse à ces deux questions est liée à la relation entre votre esprit et votre corps.

Comme vous le savez, notre santé ne se limite pas au physique. La santé émotionnelle est tout aussi importante et, en fait, a un impact majeur sur notre bien-être physique. Cette relation, connue sous le nom de lien corps-esprit, est un concept qui a fait l'objet d'études approfondies en psychologie et en médecine.

Le concept de lien entre le corps et l'esprit n'est pas nouveau. En fait, les philosophes et les médecins de l'Antiquité, tels qu'Hippocrate et Platon, étaient déjà conscients de cette relation. Toutefois, ce n'est qu'au cours des dernières décennies que la science a commencé à approfondir ce lien et à comprendre comment nos émotions, nos pensées et nos attitudes peuvent influencer notre santé physique.

Quel est le rapport avec la stéatose hépatique ? Eh bien, il y a beaucoup de choses à voir. Comme nous l'avons mentionné dans les chapitres précédents, le stress et l'anxiété peuvent constituer des facteurs de risque pour cette affection. Lorsque nous sommes stressés ou anxieux, notre corps produit une série de réactions chimiques qui peuvent affecter notre foie. En outre, nos émotions et nos attitudes peuvent également influencer nos choix de vie, tels que notre alimentation et notre activité physique, qui sont des facteurs clés pour la santé du foie.

Attendez, j'ai une question à vous poser. Avez-vous déjà remarqué que votre état émotionnel influence vos choix alimentaires ? Avez-vous remarqué que lorsque vous vous sentez triste ou anxieux, vous êtes plus enclin à manger des aliments malsains ? C'est précisément ce que nous essayons d'aborder dans ce chapitre.

Pour faire face à cette réalité, il est important de comprendre que la relation entre l'esprit et le corps n'est pas unidirectionnelle. En d'autres termes, non seulement nos émotions et nos pensées influencent notre corps, mais notre corps peut également influencer nos émotions et nos pensées.

Dans ce chapitre, nous allons explorer en profondeur cette relation à double sens. Nous allons voir comment nos émotions peuvent affecter notre santé physique, mais aussi comment notre santé physique peut influencer nos émotions. Enfin, nous verrons comment exploiter ce lien entre le corps et l'esprit pour améliorer notre santé émotionnelle et physique.

Je suis sûre que ce chapitre vous ouvrira les yeux sur une nouvelle façon de comprendre et d'aborder votre santé. Et, bien sûr, toujours avec cette touche d'humour que nous aimons tant. Car qui a dit que l'apprentissage de la santé ne pouvait pas être amusant ? Alors, sans plus attendre, êtes-vous prêt à explorer ce fascinant lien entre le corps et l'esprit ? C'est parti !

Que dit exactement la science sur ce lien entre le corps et l'esprit ? Pour répondre à cette question, je me réfère à l'un des pionniers dans ce domaine, le Dr Herbert Benson. Dans son ouvrage "The Relaxation Response" (1975), Benson nous présente un concept fascinant : la réponse de relaxation. Cette réponse est le pendant naturel de la réponse au stress de notre organisme. Selon Benson, lorsque nous sommes détendus, notre corps produit une série de réactions chimiques qui peuvent contribuer à améliorer notre santé physique et mentale.

Le Dr Benson n'est pas le seul à avoir exploré ce lien entre le corps et l'esprit. Une autre référence dans ce domaine est le Dr Jon Kabat-Zinn qui, dans son livre "Full Catastrophe Living" (1990), nous présente le concept de la pleine conscience. Selon Kabat-Zinn, la pleine conscience peut nous aider à gérer le stress et à améliorer notre santé physique et mentale.

Avez-vous déjà essayé la méditation ou la pleine conscience ? Avez-vous remarqué que ces pratiques peuvent vous aider à vous sentir plus détendu et à maîtriser vos émotions ? C'est précisément la beauté du lien entre le corps et l'esprit. En apprenant à contrôler notre esprit et nos émotions, nous pouvons directement influencer notre santé physique.

Je ne voudrais pas que vous pensiez que la connexion corps-esprit se limite à la méditation et à la relaxation. Bien qu'il s'agisse d'outils puissants, la connexion corps-esprit implique également d'autres pratiques, telles que l'activité physique et une alimentation saine.

L'activité physique, par exemple, est l'un des meilleurs moyens de tirer parti de ce lien entre le corps et l'esprit. Selon une étude publiée dans le Journal of Clinical Psychology en 2005, l'activité physique peut contribuer à réduire les symptômes d'anxiété et de dépression, ainsi qu'à améliorer notre santé physique.

Et qu'en est-il de l'alimentation saine ? Vous avez probablement entendu parler du célèbre dicton "vous êtes ce que vous mangez". Il y a une grande part de vérité dans ce dicton. Notre alimentation peut influencer la façon dont nous nous sentons émotionnellement. Par exemple, une étude publiée en 2016 dans l'American Journal of Clinical Nutrition a révélé qu'une alimentation riche en fruits, légumes, poissons et céréales complètes peut contribuer à réduire le risque de dépression.

C'est fascinant, vous ne trouvez pas ? Pensez-y. Chaque fois que vous choisissez de bouger, chaque fois que vous choisissez de manger sainement, vous prenez une décision qui peut être bénéfique à la fois pour votre corps et pour votre esprit. C'est précisément le pouvoir de la connexion corps-esprit.

Dans la prochaine section, nous examinerons plus en détail comment vous pouvez exploiter ce lien pour améliorer votre santé émotionnelle et physique. Mais avant cela, j'aimerais que vous preniez le temps de réfléchir. Comment pouvez-vous commencer à exploiter ce lien entre le corps et l'esprit dans votre vie quotidienne ? Quels petits changements pouvez-vous apporter pour améliorer votre santé physique et émotionnelle ? Êtes-vous prêt à relever ce défi ? N'oubliez pas que ce voyage est le vôtre et que je suis là pour vous soutenir à chaque étape. Allons-y !

Voyons maintenant des exemples concrets de la manière dont vous pouvez exploiter le lien entre le corps et l'esprit dans votre vie quotidienne. Pour commencer, parlons de la respiration consciente. Avez-vous déjà remarqué que votre respiration change lorsque vous êtes anxieux ou stressé ? La respiration consciente est un outil puissant que vous pouvez utiliser pour calmer votre esprit et votre corps.

Selon le Dr Andrew Weil, auteur de "Spontaneous Happiness" (2011), l'une des techniques de respiration les plus efficaces est la respiration 4-7-8. Voici comment elle fonctionne :

1. Inspirez lentement en comptant jusqu'à quatre.
2. Retenez votre respiration en comptant jusqu'à sept.
3. Expirez lentement en comptant jusqu'à huit.
4. Répétez l'opération trois fois de plus.

Cette technique de respiration peut vous aider à vous calmer et à vous détendre, en particulier en période de stress ou d'anxiété.

La méditation est une autre pratique que vous pouvez mettre en œuvre. Selon une étude publiée dans JAMA Internal Medicine en 2014, la méditation peut contribuer à réduire les symptômes d'anxiété, de dépression et de douleur.

La méditation de pleine conscience est un exemple de méditation que vous pouvez pratiquer. Dans cette pratique, vous vous concentrez sur le moment présent, en prêtant attention à vos sensations, à vos pensées et à vos émotions sans porter de jugement. Il suffit de trouver un endroit calme, de fermer les yeux et de se concentrer sur sa respiration.

Vous pouvez également exploiter le lien entre le corps et l'esprit en mangeant en pleine conscience. Cette pratique consiste à prêter toute son attention à la nourriture que l'on mange, à savourer chaque bouchée et à remarquer ce que l'on ressent pendant et après le repas.

Dans son livre "Savor : Mindful Eating, Mindful Life" (2010), le Dr Lilian Cheung propose quelques stratégies pour pratiquer l'alimentation en pleine conscience, comme manger lentement, éviter les distractions en mangeant et être attentif aux signaux de faim et de satiété de son corps.

Enfin, il y a l'exercice physique conscient. Avez-vous déjà remarqué comment vous vous sentez après une bonne séance d'entraînement ? L'exercice n'est pas seulement bon pour votre corps, mais aussi pour votre esprit. Selon une étude publiée dans The Lancet Psychiatry en 2018, l'exercice régulier peut aider à réduire les symptômes de la dépression et de l'anxiété.

Alors, mon ami, es-tu prêt à exploiter le pouvoir de la connexion corps-esprit ? Es-tu prêt à prendre soin de ton corps et de ton esprit de la même manière que tu prends soin de ton foie ? N'oubliez pas que chaque petit changement que vous faites compte. Et vous n'êtes pas seul dans cette aventure. Je suis là avec vous, je vous soutiens à chaque étape.

Êtes-vous prêt à passer à l'étape suivante ? Je vous promets que cela en vaut la peine.

Chère amie, je suis ravie de voir comment tu assimiles ces informations et comment tu t'ouvres à de nouvelles façons de voir et d'expérimenter la vie. Nous avons parcouru un long chemin depuis le début de ce livre, depuis la compréhension de ce qu'est la stéatose hépatique jusqu'à la façon dont les aliments affectent notre foie. Nous avons parlé de l'impact du stress, de l'anxiété, de l'importance du sommeil, de l'activité physique et de la façon dont tout cela est lié à notre bien-être général.

Et maintenant, vous avez compris le pouvoir de la connexion corps-esprit et comment vous pouvez l'utiliser pour promouvoir votre bien-être émotionnel. Vous avez découvert les techniques de respiration, la méditation, l'alimentation et l'exercice physique en pleine conscience. Vous avez acquis les connaissances et les outils dont vous avez besoin pour cultiver des habitudes saines et promouvoir votre bien-être émotionnel. Je suis fière de vous et je sais que vous êtes prêt à passer à l'étape suivante.

Mais, me direz-vous, que reste-t-il à découvrir ? Eh bien, beaucoup de choses. Dans le prochain chapitre, nous nous pencherons sur l'herboristerie et les suppléments naturels qui peuvent aider votre foie. Vous découvrirez les pouvoirs curatifs de la nature et la façon dont vous pouvez les intégrer à votre vie pour favoriser la santé de votre foie et votre bien-être général.

Cela vous semble passionnant ? Eh bien, ce n'est que le début. Vous voyez, chaque nouveau chapitre de ce livre est comme une couche supplémentaire de connaissances et de compréhension qui vous rapproche d'une vie plus saine et plus heureuse.

N'oubliez pas que vous faites ce voyage pour vous, pour votre santé, pour votre bonheur. Je suis votre guide, votre ami, mais c'est vous qui avez le pouvoir de faire les changements qui vous mèneront à une vie plus saine. Alors allons de l'avant, avec courage et détermination. Continuons à apprendre, à grandir et à évoluer ensemble. Et à chaque étape, n'oubliez pas de respirer, d'être présent et de profiter de chaque instant. Car c'est là, ma chère amie, le véritable art de vivre.

Alors, êtes-vous prêt à découvrir les secrets de l'herboristerie et des compléments naturels ? Êtes-vous prêt à libérer encore plus le potentiel de guérison de votre corps et de votre esprit ? Si c'est le cas, rendez-vous au prochain chapitre !

Chapitre 20 : Herboristerie et compléments alimentaires : Aides naturelles pour le foie

Mon ami, le moment est venu d'entreprendre un voyage fascinant dans le monde de l'herboristerie et des compléments naturels. Vous êtes-vous déjà promené dans une forêt ou un jardin et vous êtes-vous émerveillé de la diversité des plantes et des fleurs qui vous entourent ? Avez-vous remarqué leur parfum, leur vitalité, leur beauté ? Saviez-vous que nombre de ces plantes et herbes ont des propriétés curatives qui peuvent contribuer à la santé de votre foie ?

Pensez-y, la nature a une incroyable capacité à guérir et à restaurer. Chaque plante, chaque fleur, chaque herbe est comme un petit coffre au trésor rempli de composés bioactifs qui peuvent nourrir et protéger votre corps. N'est-ce pas extraordinaire ?

Mais pourquoi l'herboristerie et les compléments naturels sont-ils si importants dans notre quête d'un foie sain et d'une vie plus équilibrée ?

Tout d'abord, permettez-moi de vous rappeler le rôle vital que joue notre foie. Comme vous le savez, le foie est le plus grand organe interne de notre corps et son travail est fondamental pour notre survie. Il est chargé de détoxifier l'organisme, de transformer les aliments en énergie, de stocker les nutriments et de produire des protéines et des enzymes essentielles pour nous maintenir en bonne santé.

Il est donc essentiel pour notre bien-être général de maintenir notre foie en bonne santé et de le faire fonctionner au mieux.

C'est là que l'herboristerie et les compléments naturels peuvent jouer un rôle crucial.

De nombreuses plantes et herbes contiennent des composés naturels qui peuvent aider à protéger et à régénérer les cellules du foie, à stimuler la désintoxication, à réduire l'inflammation et à améliorer la digestion. En outre, les suppléments naturels peuvent constituer un moyen efficace d'apporter à l'organisme les nutriments dont il a besoin pour soutenir la santé du foie.

Par exemple, avez-vous déjà entendu parler du curcuma ? Cette épice jaune vif est utilisée depuis des siècles dans les médecines ayurvédique et chinoise traditionnelle pour ses puissantes propriétés anti-inflammatoires et antioxydantes.

Le curcuma contient un composé appelé curcumine, dont de nombreuses études ont montré qu'il protégeait le foie des dommages causés par les toxines et les maladies hépatiques. Mais au-delà de ses propriétés curatives, le curcuma peut également ajouter une saveur chaude et terreuse à vos plats, ce qui en fait un délicieux moyen de prendre soin de votre foie.

Qu'en est-il de l'artichaut ? Cette plante particulière est non seulement délicieuse en salade ou grillée, mais elle est également connue pour ses propriétés protectrices du foie. Des études ont montré que l'artichaut peut contribuer à augmenter la production de bile, ce qui favorise la digestion et la désintoxication des toxines. Et comme si cela ne suffisait pas, l'artichaut est également riche en antioxydants et en fibres, ce qui peut contribuer à améliorer votre santé cardiovasculaire et à contrôler votre taux de glycémie.

À propos, avez-vous remarqué le nombre de fois où j'ai mentionné les antioxydants jusqu'à présent ? Savez-vous pourquoi ils sont si importants pour la santé de votre foie ? Les antioxydants sont des composés capables de neutraliser les radicaux libres, des molécules instables qui peuvent endommager les cellules et sont associées à un certain nombre de maladies chroniques, dont les maladies du foie.

N'est-il pas merveilleux que la nature nous offre tant de ressources précieuses pour prendre soin de notre foie et de notre santé en général ? Cependant, il est également important de se rappeler que l'herboristerie et les compléments naturels ne sont qu'une partie de l'équation. Ils ne peuvent à eux seuls compenser une alimentation malsaine, un manque d'exercice ou les effets néfastes du stress chronique et de l'insomnie.

Mais attendez, je ne veux pas que vous vous découragiez. Au contraire, mon intention est de vous donner les moyens d'agir, cher ami. Je veux vous montrer que vous disposez d'un large éventail d'outils pour prendre soin de votre foie et de votre santé. Et je veux que tu comprennes que chaque petit changement que tu apportes à ton mode de vie, chaque petit pas que tu fais sur la voie d'une approche plus holistique de la santé, compte.

Pour citer Deepak Chopra, auteur de "Quantum Healing" (1989), "Chaque cellule de votre corps est à l'écoute de chacune de vos pensées". Et oui, même votre foie est à l'écoute. Alors, quel message voulez-vous lui envoyer ?

J'aimerais également que vous réfléchissiez à un autre exemple, celui du chardon-marie. Cette plante, connue sous le nom scientifique de Silybum marianum, est utilisée depuis des siècles pour ses propriétés hépatoprotectrices. Un composé appelé silymarine, que l'on trouve dans le chardon-marie, a été largement étudié pour sa capacité à favoriser la santé du foie et à le protéger des toxines.

Une étude réalisée en 2018 par Abenavoli et al. a montré que la silymarine pouvait avoir des effets antioxydants, anti-inflammatoires et anti-fibrotiques, suggérant son potentiel pour le traitement de diverses maladies du foie.

Comment intégrer ces plantes et ces compléments dans notre vie quotidienne et comment s'assurer que nous bénéficions de tous leurs bienfaits sans tomber dans l'excès ou le déséquilibre ?

La réponse à ces questions réside dans la sagesse de la médecine holistique et dans l'art de la modération. Si ces plantes et suppléments peuvent être de puissants alliés dans notre quête de santé hépatique, il est essentiel de se rappeler que chaque corps est unique et que ce qui fonctionne pour l'un peut ne pas fonctionner pour l'autre.

En outre, il est également important de noter que, bien que ces plantes et suppléments soient naturels, ils ne sont pas dénués d'effets secondaires et de contre-indications potentiels. Par conséquent, il est toujours conseillé de demander l'avis d'un professionnel de la santé avant d'entreprendre un régime de supplémentation.

Je vais vous donner un exemple plus concret : avez-vous déjà entendu parler du pissenlit ? Oui, cette petite fleur jaune qui pousse dans les champs et que beaucoup considèrent comme une simple mauvaise herbe.

En fait, le pissenlit est une plante médicinale puissante qui est utilisée depuis des siècles dans différentes cultures du monde. Dans la médecine traditionnelle chinoise, par exemple, le pissenlit est utilisé pour purifier le sang et désintoxiquer le foie.

La racine de pissenlit, en particulier, est riche en inuline, une fibre prébiotique qui peut contribuer à améliorer la santé digestive et à équilibrer le microbiome intestinal, comme indiqué au chapitre 16 "Le facteur fibre : un nutriment clé pour un foie en bonne santé".

Le pissenlit est également une excellente source de vitamine A, de vitamine K, de calcium et d'antioxydants. Mais comment intégrer le pissenlit dans notre alimentation ?

Il suffit de faire bouillir la racine séchée de la plante dans de l'eau pour obtenir une tisane de pissenlit délicieuse et nutritive. Vous pouvez également ajouter des feuilles de pissenlit à vos salades pour une touche d'amertume qui contraste magnifiquement avec la douceur des tomates ou des poivrons.

Cependant, il est important de se rappeler que si le pissenlit est généralement sans danger pour la plupart des gens, il peut interagir avec certains médicaments et provoquer des réactions allergiques chez certaines personnes. Il est donc essentiel de consulter un professionnel de la santé avant d'intégrer le pissenlit ou toute autre plante ou complément dans votre routine.

Mais ne vous inquiétez pas, vous n'avez pas besoin de devenir un expert en botanique ou en phytothérapie pour bénéficier de l'herboristerie et des compléments naturels. Il suffit d'avoir l'esprit ouvert, d'être prêt à apprendre et d'être conscient des besoins et des particularités de son corps.

En outre, vous pouvez toujours compter sur l'aide de professionnels qualifiés, tels que des praticiens holistiques, des nutritionnistes et des herboristes, pour vous guider sur la voie de la santé et du bien-être. Après tout, comme l'a dit Benjamin Franklin, "une once de prévention vaut une livre de guérison".

Alors, êtes-vous prêt à vous lancer dans cette aventure passionnante ? Êtes-vous prêt à explorer le monde merveilleux de l'herboristerie et des compléments naturels et à découvrir comment ils peuvent vous aider à revitaliser votre foie et à transformer votre vie ?

Vous avez déjà parcouru un long chemin depuis que vous avez commencé à lire ce livre. Vous avez appris l'impact de l'alimentation, de l'exercice, du sommeil et du stress sur la santé du foie. Vous avez découvert l'importance des fibres, des graisses saines, de l'hydratation et de la désintoxication. Aujourd'hui, vous allez plus loin en vous plongeant dans le monde fascinant de l'herboristerie et des compléments naturels.

Mais n'oublions pas un élément fondamental : le magnésium. C'est ce minéral que l'on oublie souvent mais qui joue un rôle essentiel dans plus de 300 fonctions biochimiques de notre organisme, selon Carolyn Dean dans son livre "The Magnesium Miracle" (2007). Parmi ces fonctions, il aide à détendre les muscles, améliore le fonctionnement du système nerveux et, oui, vous avez bien compris, il contribue à la santé du foie.

Et si je vous disais que la plupart des gens sont déficients en magnésium, souvent sans même le savoir ? Surprise ! Les régimes alimentaires modernes sont souvent déficients en magnésium, ce qui peut entraîner un certain nombre de problèmes de santé, dont la stéatose hépatique. Que pouvez-vous faire pour y remédier ?

Vous pouvez commencer par augmenter votre consommation d'aliments riches en magnésium, tels que les légumes à feuilles vertes, les noix et les graines, les avocats et les bananes. Vous pouvez également envisager de prendre un supplément de magnésium, sous la supervision d'un professionnel de la santé, bien entendu.

En résumé, les plantes médicinales et les compléments naturels peuvent être des alliés puissants sur la voie de la santé et du bien-être. Mais, comme tout outil, ils doivent être utilisés correctement et de manière responsable.

J'espère que ce chapitre vous a ouvert les yeux sur les possibilités infinies de l'herboristerie et qu'il vous a donné envie d'explorer davantage ce domaine passionnant.

Mais ne vous inquiétez pas, il y a encore beaucoup à découvrir. Dans le prochain chapitre, " Prévenir et inverser : stratégies efficaces contre la stéatose hépatique ", nous nous pencherons sur des stratégies pratiques et efficaces que vous pouvez mettre en œuvre pour prévenir et inverser la stéatose hépatique.

Nous parlerons des changements de mode de vie, des techniques de gestion du stress et de bien d'autres choses encore. Êtes-vous prêt à aller de l'avant ? Êtes-vous prêt à prendre votre santé en main et à commencer à vivre la vie dont vous avez toujours rêvé ?

Car oui, cher lecteur, vous avez le pouvoir. Vous avez le pouvoir de transformer votre santé, votre vie et votre avenir. Alors, que diriez-vous de faire le prochain pas ensemble ?

Allez-y, je vous attends au prochain chapitre. N'oubliez pas d'emporter avec vous cette curiosité insatiable et cette détermination inébranlable qui vous ont mené jusqu'ici. Après tout, ce sont vos meilleurs alliés dans ce voyage passionnant vers la santé et le bien-être.

N'oubliez jamais que chaque pas que vous faites, chaque décision que vous prenez, chaque changement que vous mettez en œuvre vous rapproche un peu plus de votre objectif. Alors, foncez ! La route peut être longue et parfois difficile, mais je vous assure qu'elle en vaut la peine.

Et maintenant, nous passons au chapitre suivant.

Chapitre 21 : Prévenir et inverser la tendance : des stratégies efficaces pour lutter contre l'insuffisance hépatique

Au cours de ce voyage, nous avons exploré différents territoires du corps humain, et le foie en particulier, d'une manière que vous n'avez probablement jamais connue auparavant. Nous avons démystifié la stéatose hépatique, compris comment le régime alimentaire affecte notre foie, examiné l'approche holistique de la guérison du foie et exploré bien d'autres domaines essentiels à une compréhension approfondie de cette affection et des moyens de l'améliorer.

Et maintenant, cher ami, nous sommes à un point critique de notre voyage. Au chapitre 21, nous allons rassembler toutes les pièces du puzzle. Oui, nous sommes sur le point d'explorer des stratégies efficaces pour prévenir et inverser la stéatose hépatique. Pourquoi est-ce important ? Vous avez acquis des connaissances jusqu'à présent, mais à quoi cela sert-il si nous ne les appliquons pas concrètement dans notre vie ? C'est justement là que la vraie magie commence.

Vous vous souvenez de l'importance du sommeil pour la santé du foie (chapitre 7), de l'activité physique comme alliée dans la lutte contre la stéatose hépatique (chapitre 8) ou encore de nos recettes saines (chapitre 9) ? Tout cela vous préparait à ce moment.

Quelles que soient vos connaissances théoriques, c'est toujours l'action qui donne des résultats. Et croyez-moi, la stéatose hépatique est une affection que l'on peut prévenir et inverser en prenant les bonnes mesures. Il ne s'agit pas d'une condamnation à mort, mais plutôt d'un appel à l'action. Un rappel qu'il est temps de prendre notre santé en main et de changer de cap.

Alors, êtes-vous prêt à aborder cette phase cruciale de votre parcours de santé et de bien-être ? Êtes-vous prêt à passer à l'action pour prévenir et inverser la stéatose hépatique ? Je suis là pour vous guider tout au long de ce processus, mais n'oubliez pas que la décision finale est toujours entre vos mains.

Pensez-y un instant : n'est-il pas étonnant que nous soyons capables d'influencer notre propre santé ? Chaque décision que vous prenez, chaque bouchée que vous mangez, chaque pas que vous faites dans votre routine d'exercice, chaque minute que vous passez à dormir ou à gérer votre stress peut avoir un impact positif ou négatif sur votre foie. N'est-ce pas là une responsabilité impressionnante, mais aussi une opportunité fascinante ?

Mark Hyman, dans son livre "Food : What the Heck Should I Eat ?" (2018), il affirme que "la nourriture n'est pas seulement une source de calories, c'est aussi une source d'informations. Chaque bouchée que nous prenons dit à nos gènes ce qu'ils doivent faire". Vous rendez-vous compte du pouvoir que vous avez entre les mains, ou plutôt dans votre fourchette ?

Dans ce chapitre, je vais vous aider à comprendre comment utiliser efficacement ces informations pour prévenir et inverser la stéatose hépatique. Non seulement je vous donnerai une liste de choses à faire, mais je vous montrerai comment chaque décision que vous prenez peut avoir un impact important sur votre santé.

Parlons d'abord de la prévention. S'il est vrai que certains facteurs génétiques peuvent nous prédisposer à la stéatose hépatique, il est également vrai que notre mode de vie et nos choix peuvent faire une grande différence. C'est là qu'intervient l'importance d'une alimentation équilibrée, d'un sommeil réparateur, d'une activité physique régulière et de la gestion du stress, autant d'éléments essentiels de l'équation.

Vous vous souvenez peut-être de Michael Pollan, auteur de "In Defense of Food" (2008), qui a déclaré : "Mangez de la nourriture. Pas trop. Surtout des plantes. Cela semble simple, n'est-ce pas ? Mais c'est en fait un message puissant. Dans notre société de fast-food et de produits transformés, nous devons nous rappeler de revenir à l'essentiel. Et vous savez quoi ? Votre foie vous en sera très reconnaissant.

L'essentiel est de comprendre qu'il n'existe pas de solution unique. Chacun d'entre nous est unique, avec ses propres besoins et préférences. Toutefois, il existe des principes généraux que nous pouvons suivre. Une alimentation riche en fruits et légumes, accompagnée de protéines de haute qualité et de graisses saines, est un bon point de départ. Cela vous semble familier ? Oui, nous en avons déjà parlé au chapitre 4, mais cela mérite d'être répété.

Qu'en est-il de l'exercice physique ? Vous connaissez probablement déjà les nombreux avantages de l'activité physique pour la santé en général. Mais saviez-vous que l'exercice peut également contribuer à prévenir et à traiter la stéatose hépatique ? Selon une étude publiée dans le Journal of Hepatology en 2012, une activité physique, même modérée, peut contribuer à réduire la graisse du foie et à améliorer sa fonction.

Tout cela semble très bien, mais comment s'assurer que l'on procède réellement à ces changements ? Ah, cher ami, c'est là qu'intervient la partie la plus difficile : la cohérence. Mais ne vous inquiétez pas, je suis là pour vous aider. Et oui, nous parlerons davantage des obstacles à surmonter dans le chapitre 22, alors restez dans l'expectative.

Imaginez un instant que vous marchez sur un sentier dans une forêt, entouré de grands arbres et du chant des oiseaux. Le chemin est parfois escarpé et il peut y avoir des pierres et des racines sur le chemin. Mais à chaque pas, vous avancez vers votre but. Et vous n'êtes pas seul. Je suis ici avec toi, je marche à tes côtés, je t'offre mon aide et mon soutien.

Alors, êtes-vous prêt à aller de l'avant ? Êtes-vous prêt à prendre les mesures nécessaires pour prévenir et renverser la maladie du foie gras ? Je vous promets que ce voyage en vaut la peine. Êtes-vous avec moi ?

Nous allons maintenant aborder la deuxième partie de notre objectif : inverser la tendance à la stéatose hépatique. Oui, vous avez bien lu. Inverser. Il ne s'agit pas simplement de gérer vos symptômes ou d'apprendre à vivre avec. Il s'agit de redonner à votre foie son état de santé. Il ne s'agit pas d'un voyage à sens unique. Il y a une issue, et c'est ensemble que nous la trouverons.

Réfléchissez : si vous naviguez sur un bateau et que vous vous apercevez que vous vous éloignez trop du rivage, que feriez-vous ? Vous continueriez à avancer, n'est-ce pas ? Non, bien sûr que non. Vous changeriez de cap. Vous feriez une manœuvre de virement de bord, vous ajusteriez vos voiles et vous vous dirigeriez dans la bonne direction. Et c'est exactement ce que nous allons faire avec votre foie.

Nous nous référons au livre "The Obesity Code" (2016) du Dr Jason Fung. L'auteur y jette un regard révolutionnaire sur l'obésité et sa relation avec des maladies telles que la stéatose hépatique. Fung suggère que la clé pour inverser ces conditions ne réside pas dans les calories, mais dans l'insuline, une hormone qui régule notre métabolisme et est intimement liée à la façon dont nous stockons et utilisons les graisses.

Voyez-vous à quel point c'est fascinant, comment chaque pièce du puzzle s'emboîte ? Encore une fois, ce n'est pas un chemin facile, mais je vous promets que c'est possible. Et chaque étape en vaudra la peine.

Prenons un exemple. Imaginez Ana, une femme d'âge moyen à qui l'on a diagnostiqué une maladie du foie gras. Elle mène une vie sédentaire et son régime alimentaire se compose principalement d'aliments transformés. Mais un jour, Ana décide de changer. Elle commence à manger plus sainement, à bouger davantage, à prendre soin de son sommeil et à mieux gérer son stress.

Au début, les choses ne sont pas faciles. Vous devez faire face à des défis, à de vieilles habitudes que vous ne voulez pas abandonner, à des fringales, à des jours où vous vous sentez fatigué et démotivé. Mais elle continue. Et chaque jour qui passe, elle remarque de petits changements. Elle a plus d'énergie, elle dort mieux, sa peau est plus éclatante. Et surtout, son foie commence à guérir.

Ce voyage pourrait être le vôtre aussi. En fait, c'est le voyage que je veux que vous fassiez. Je veux que vous vous imaginiez dans cet endroit, en train de vous sentir mieux, en meilleure santé et plus riche de vie. Cela ne vous semble-t-il pas excitant ?

Je suis là pour vous aider à parcourir ce chemin, pour vous donner les outils et les informations dont vous avez besoin, pour vous encourager dans les moments difficiles et pour fêter avec vous vos réussites. Êtes-vous prêt à franchir cette étape ? Êtes-vous prêt à faire les changements nécessaires pour guérir votre foie ? Si votre réponse est oui, vous avez déjà fait le plus dur. Vous avez décidé de commencer. Et cela, cher lecteur, est une grande raison de se réjouir. Alors, allons-y !

Cher lecteur, au début de ce chapitre, nous avons posé une question : est-il possible de prévenir et d'inverser la stéatose hépatique ? Grâce à ce que nous avons exploré ensemble, vous savez maintenant que la réponse est un "oui" retentissant. Mais vous vous demandez peut-être ce qu'il faut faire maintenant.

Pensez-y un instant. Imaginez que vous venez d'atteindre le sommet d'une montagne. Vous avez marché, grimpé, lutté, peut-être même douté d'y arriver, mais vous êtes là, au sommet, à contempler l'incroyable vue qui s'offre à vous. Mais vous êtes là, au sommet, à contempler la vue incroyable qui s'offre à vous. Que faites-vous alors ? Restez-vous là pour toujours ? Non, nous redescendons de la montagne, mais nous ne sommes plus les mêmes qu'au début de l'ascension. Nous avons grandi, nous avons appris, nous sommes devenus plus forts.

Il en va de même pour votre cheminement vers la santé du foie. Vous avez beaucoup appris sur la nutrition, le stress, le sommeil, l'exercice et la façon dont tous ces éléments s'intègrent dans le tableau général de votre bien-être. Il est maintenant temps d'utiliser ces connaissances et de les mettre en pratique.

Pour vous aider dans cette mission, nous verrons dans le prochain chapitre comment surmonter les obstacles qui peuvent se présenter à vous. Car, soyons honnêtes, il y a toujours des obstacles, n'est-ce pas ? Mais ne vous inquiétez pas, nous avons un plan.

L'obstacle est le chemin", écrit Ryan Holiday dans son livre de 2014. Parfois, les défis ne sont pas quelque chose que nous devrions éviter, mais sont précisément ce dont nous avons besoin pour grandir et apprendre. Et lorsque vous disposez des outils et des connaissances nécessaires pour relever ces défis, ils deviennent moins intimidants.

Dans le chapitre suivant, nous allons donc explorer des stratégies et des techniques permettant de surmonter les obstacles qui peuvent se dresser sur votre chemin vers un foie plus sain. Qu'il s'agisse de gérer les fringales, de rester motivé, de faire face aux échecs ou de rester concentré sur ses objectifs.

Mais pour l'instant, je veux que vous preniez un moment pour être fier du chemin parcouru. Vous avez pris un engagement envers vous-même et votre santé. Vous avez décidé de changer et vous êtes prêt à apprendre et à progresser. C'est énorme, cher lecteur. Et je suis honorée de faire partie de votre parcours.

Alors, êtes-vous prêt à relever le prochain défi, êtes-vous prêt à affronter les obstacles et à les surmonter ? Si vous répondez par l'affirmative, alors je vous dis : allez-y, rendez-vous au prochain chapitre !

Chapitre 22 : Surmonter les obstacles : maintenir l'élan dans votre parcours de santé

Cher lecteur, je vous souhaite la bienvenue dans cet incroyable voyage. Si vous êtes arrivé jusqu'ici, je suis extrêmement fier de vous. Vous avez fait preuve d'une force et d'une détermination incommensurables en décidant de prendre votre vie et votre santé en main. Tout en vous félicitant pour vos progrès, je tiens à vous rappeler que ce voyage vers la guérison de votre foie et la revitalisation de votre vie n'est pas une ligne droite.

Vous serez peut-être surpris de constater qu'il s'agit d'une ligne droite, pourquoi pas ? Eh bien, laissez-moi vous révéler un secret, un secret que tous les voyageurs sur la route de la santé holistique connaissent : il n'y a pas de route vers un changement significatif qui ne soit pas parsemée d'obstacles.

C'est un peu comme si vous vous lanciez dans un marathon. Vous vous êtes peut-être entraîné pendant des mois, en mangeant correctement, en vous reposant comme il se doit, en suivant tous les conseils de votre entraîneur, mais le jour de la course, vous vous retrouvez face à une colline abrupte à mi-parcours. Que faites-vous alors ? Vous abandonnez ou vous ajustez votre rythme, vous respirez profondément et vous continuez à avancer ?

Si vous êtes arrivé jusqu'ici, je suis convaincu que vous faites partie de ceux qui choisissent d'aller de l'avant. Et si je vous disais que les obstacles que vous rencontrerez sur votre chemin vers un foie sain et une vie revitalisée ne sont pas des ennemis à craindre, mais des alliés précieux qui vous apprendront, vous renforceront et vous aideront à grandir ?

Oui, cher lecteur, comme l'a dit Friedrich Nietzsche dans "Ainsi parlait Zarathoustra" (1885), "Ce qui ne vous tue pas vous rend plus fort". Ce chapitre a pour but de vous donner les outils nécessaires pour vous attaquer à ces obstacles et les surmonter, quelle que soit leur hauteur ou leur difficulté.

Maintenant, je voudrais que vous réfléchissiez à quelque chose. Repensez à une situation difficile que vous avez vécue dans le passé. Comment vous êtes-vous senti au début ? Vous êtes-vous senti accablé, peut-être anxieux ou effrayé ? Mais que s'est-il passé lorsque vous avez fait face à cette situation, lorsque vous l'avez traversée et que vous en êtes sorti ? Ne vous êtes-vous pas senti plus fort, plus confiant ?

Vous voyez, la vie a une drôle de façon de nous enseigner à travers les obstacles. Il en va de même sur le chemin de la santé. Vous pouvez rencontrer des obstacles liés à l'alimentation, à l'exercice, à la gestion du stress, et même des obstacles auxquels vous ne vous attendiez pas.

C'est pourquoi, dans ce chapitre, nous allons explorer ensemble ces défis. Je vous donnerai les outils nécessaires pour affronter et surmonter tous les obstacles que vous pourriez rencontrer sur votre chemin. Car, en fin de compte, il s'agit de votre voyage, et je veux que vous soyez parfaitement équipé pour le réussir.

Êtes-vous prêt à affronter les obstacles, cher lecteur, êtes-vous prêt à les considérer non pas comme des ennemis, mais comme des occasions d'apprendre et de grandir ?

Vous avez décidé de vous engager sur la voie de la santé et il est inévitable que vous soyez confronté à certains défis. L'un des plus fréquents est de maintenir une alimentation saine dans un monde rempli d'aliments rapides, transformés et faciles à se procurer. Mais permettez-moi de vous rappeler ce que nous avons dit au chapitre 4, " Prenez le contrôle : des aliments pour guérir et nourrir votre foie " : la nourriture est plus qu'un carburant, c'est une information pour votre corps. Chaque bouchée que vous prenez dit quelque chose à votre corps, ne devrait-il pas s'agir d'un message d'amour et d'attention ?

N'oubliez pas que nous sommes des êtres humains et qu'à ce titre, nous ne sommes pas parfaits. Il se peut que vous commettiez des erreurs, que vous vous écartiez un jour de votre programme alimentaire. Mais il y a une chose dont j'aimerais que vous vous souveniez : un petit échec n'annule pas tous les progrès que vous avez accomplis. Comme le disait le poète et philosophe persan Rumi dans son œuvre "Masnavi" (1258-1273), "Le chemin de la vérité est long et semé d'embûches ; il est donc toujours utile d'emporter des provisions". Dans notre cas, ces provisions sont le pardon, la patience et la persévérance.

Permettez-moi de vous raconter une petite histoire pour illustrer ce propos. Imaginez une personne qui essaie de gravir une colline escarpée. L'ascension est difficile, mais la personne continue à avancer, pas à pas. À un moment donné, elle trébuche sur un rocher et tombe quelques pas en arrière. Cela signifie-t-il qu'elle a échoué dans sa tentative d'escalader la colline ? Bien sûr que non. Il se relève, s'époussette et poursuit son ascension. Il en va de même pour notre voyage vers la santé.

D'autre part, vous pouvez rencontrer des obstacles liés à l'exercice. Vous pouvez vous sentir trop fatigué après le travail ou penser que vous n'avez pas assez de temps. Mais comme nous l'avons mentionné au chapitre 8, " L'activité physique : votre alliée dans la lutte contre le foie gras ", l'exercice est une partie cruciale de ce voyage vers la santé.

Je voudrais que vous réfléchissiez à quelque chose : vous souvenez-vous quand vous étiez enfant et que vous jouiez sans vous soucier du temps ou de la fatigue ? Le mouvement fait naturellement partie de notre vie et, comme l'a dit le philosophe et médecin grec Hippocrate en 400 avant J.-C., "la marche est le meilleur remède de l'homme". Alors pourquoi ne pas intégrer plus de mouvement dans votre vie quotidienne, pourquoi ne pas retrouver la joie de bouger, comme lorsque nous étions enfants ?

Vous voyez, cher lecteur, ces obstacles peuvent sembler importants et intimidants, mais ils sont là pour nous aider à grandir et à nous renforcer. Ils nous apprennent à être plus résilients, à nous adapter et à surmonter tous les défis qui se présentent à nous au cours de ce voyage. Êtes-vous prêt à découvrir comment vous pouvez surmonter ces obstacles et continuer à avancer sur la voie de la santé ? Venez, rejoignez-moi, le voyage continue.

Maintenant que nous avons abordé les défis de l'alimentation et de l'exercice, j'aimerais me pencher sur l'un des obstacles les plus complexes mais aussi les plus cruciaux dans ce parcours de santé : la gestion du stress. Dans le chapitre 12, "

Stress et désintoxication : techniques de pleine conscience pour la santé du foie ", nous avons expliqué que le stress chronique peut être tout aussi nocif pour le foie qu'une mauvaise alimentation. Vous vous en souvenez, n'est-ce pas ?

Le stress peut vous faire dévier de vos habitudes saines, vous empêcher de faire de l'exercice ou vous inciter à consommer des aliments transformés et sucrés. Le stress, mon ami, est un véritable obstacle dans ce voyage. Mais vous savez quoi ? C'est aussi une opportunité.

Une chance ? Oui, une opportunité. Laissez-moi vous expliquer cela avec un exemple. Imaginez que vous conduisez une voiture. Tout va bien, vous appréciez le paysage, la musique, le sentiment de liberté. Mais soudain, vous rencontrez un obstacle sur la route, disons un gros tronc d'arbre tombé. Que faites-vous ?

Vous pourriez y voir le signal d'abandonner, de faire demi-tour et de revenir en arrière. Vous pourriez vous laisser submerger par le stress de la situation. Mais vous pouvez aussi choisir d'y voir une opportunité, un défi. Peut-être prendrez-vous un autre chemin et découvrirez-vous un paysage encore plus beau. Peut-être trouverez-vous un moyen de déplacer le tronc et, ce faisant, réaliserez-vous à quel point vous êtes fort et capable.

Ainsi, lorsque vous êtes confronté au stress, je vous invite à vous souvenir de la bûche sur la route. Ne la laissez pas vous retenir, mais laissez-la vous pousser à grandir. Et n'oubliez pas, comme l'écrivait le philosophe romain Sénèque dans son ouvrage "De la sérénité de l'esprit" (vers 49 après J.-C.), que "la plupart des difficultés que nous rencontrons dans la vie ne viennent pas des circonstances, mais de l'attitude que nous adoptons à leur égard".

Outre le stress, le manque de soutien peut également constituer un obstacle dans cette aventure. Je tiens à vous rappeler que vous n'êtes pas seul. Il existe une communauté de personnes qui, comme vous, luttent pour leur santé et leur bien-être. Partagez vos luttes et vos succès, célébrez vos réussites et tirez les leçons de vos difficultés.

Permettez-moi de vous poser une question : êtes-vous prêt à affronter ces obstacles et à les transformer en opportunités ? Êtes-vous prêt à maintenir votre élan sur la voie de la santé ? Si la réponse est oui, allez-y, cher lecteur, car nous avons encore beaucoup de choses à explorer ensemble.

Si les difficultés et les obstacles font partie intégrante de tout voyage vers une meilleure santé, il faut garder à l'esprit que ces défis nous donnent également l'occasion d'apprendre et de grandir. Comme l'a souligné à juste titre Albert Einstein, "au milieu de chaque difficulté se trouve une opportunité". N'est-ce pas merveilleux ?

Au cours de ce chapitre, nous avons exploré ensemble la signification des obstacles et la manière de les transformer en tremplins pour votre réussite. Nous avons parlé des défis alimentaires, de l'exercice physique et de la gestion du stress. Mais surtout, nous avons parlé de vous et de votre incroyable capacité à surmonter tous les obstacles qui se dressent sur votre chemin.

À ce stade, pourriez-vous me rappeler ce que signifiait le tronc d'arbre sur la route ? Exactement ! Un obstacle, mais aussi une opportunité. Car en fin de compte, tout est question de perspective et de la façon dont nous choisissons de gérer ce qui se présente à nous.

La beauté de ce voyage réside dans le fait que, s'il peut être difficile, il est aussi profondément gratifiant. Et le plus important, c'est qu'il vous mène vers un lieu de santé, de bien-être et de bonheur plus grand. Je vous promets, cher lecteur, que chaque pas que vous ferez, chaque obstacle que vous surmonterez, chaque décision que vous prendrez pour prendre soin de vous, en vaudra la peine.

Quelle est la suite ? Eh bien, mon ami, le prochain chapitre est passionnant. Dans le chapitre 23, " Trouver son rythme : créer un mode de vie durable ", nous explorerons ensemble comment créer un mode de vie qui soit non seulement bénéfique pour la santé de votre foie, mais aussi épanouissant et enrichissant.

D'ici là, je vous invite à réfléchir à ce dont nous avons discuté aujourd'hui. Réfléchissez aux obstacles que vous avez rencontrés jusqu'à présent et à la manière dont vous les avez surmontés. Et n'oubliez pas que vous avez toujours la possibilité de transformer un obstacle en opportunité.

Je suis là pour vous, comme toujours, et je suis impatient d'aller de l'avant avec vous dans ce voyage. Ensemble, nous pouvons et nous allons surmonter tous les obstacles qui se présenteront à nous. Êtes-vous prêt à continuer ? Allons-y ! La santé, le bien-être et une vie plus riche et plus épanouie vous attendent dans les prochaines pages.

Chapitre 23 : Trouver son rythme : créer un mode de vie durable

Avant d'entamer ce chapitre, il est important de prendre un moment pour reconnaître le chemin parcouru. Avez-vous remarqué tout ce que vous avez appris ? Avez-vous remarqué à quel point vous avez grandi ? Car oui, vous avez fait des progrès incroyables sur la voie d'un foie et d'un mode de vie plus sains.

À ce stade, vous avez acquis beaucoup de connaissances sur ce qui est sain pour vous et votre foie, de la nutrition à l'activité physique, en passant par le sommeil et la gestion du stress. Vous avez parcouru un long chemin et, bien qu'il vous reste encore du chemin à parcourir, vous pouvez être fier de ce que vous avez accompli jusqu'à présent.

L'enjeu de ce chapitre est tout aussi crucial : comment faire en sorte que tous ces changements de mode de vie bénéfiques soient durables à long terme.

Le problème, et vous le savez probablement déjà, c'est qu'il n'est pas toujours facile de changer nos habitudes et nos modes de vie. Cela peut être un défi en soi. Mais il n'y a rien de mal à cela. Comme le dit le vieil adage, "ce qui vaut la peine n'est pas toujours facile".

Avez-vous déjà remarqué que, lorsque vous essayez de changer une habitude, tout semble bien se passer au début, puis les choses se compliquent ? Il est parfois facile de retomber dans ses vieilles habitudes et ses vieux schémas.

C'est tout à fait normal, et si cela vous est arrivé, sachez que vous n'êtes pas seul dans ce cas.

Ce qu'il faut retenir, c'est que la durabilité est la clé. Il est facile d'opérer des changements radicaux sur une courte période, mais le plus difficile, et le plus gratifiant, est d'opérer des changements que l'on peut maintenir toute sa vie. C'est exactement ce dont nous allons parler dans ce chapitre : comment créer un mode de vie sain et durable à long terme.

La première étape pour parvenir à un mode de vie durable est de trouver son rythme. Qu'est-ce que cela signifie ? Cela signifie trouver ce qui fonctionne pour vous. Cela signifie essayer différentes choses jusqu'à ce que vous trouviez ce qui vous fait vous sentir bien, ce qui vous fait vous sentir en bonne santé, ce qui vous fait vous sentir vivant.

Comme l'a dit le philosophe français Michel de Montaigne, "Chaque homme a son propre chemin" (Essais, 1580). Il est donc essentiel que vous trouviez votre propre voie, votre propre rythme.

Parce qu'en fin de compte, votre santé et votre bien-être ne sont pas uniques. Ce qui fonctionne pour l'un peut ne pas fonctionner pour l'autre, et c'est normal. Vous devez découvrir ce qui vous fait vibrer, ce qui vous aide à vous sentir au mieux de votre forme.

Es-tu prêt à trouver ton rythme, à découvrir ce qui te convient ? Es-tu prêt à créer un mode de vie sain que tu pourras maintenir sur le long terme ? Allez, mon ami. Tu n'es pas seul dans ce voyage. Je suis à tes côtés à chaque étape, prête à te soutenir et à t'encourager dans ton cheminement vers une vie plus saine et plus dynamique. Faisons-le ensemble.

Ou avec moi ? Génial ! Maintenant, approfondissons l'idée de trouver son propre rythme.

Cela me rappelle un concept introduit par Mihaly Csikszentmihalyi, un psychologue renommé qui a popularisé l'idée de "flux". Dans son livre "Flow : The Psychology of Optimal Experience" (1990), il affirme que les gens sont plus heureux lorsqu'ils sont dans un état de fluidité, un état de concentration et d'absorption totale dans une activité.

L'état de fluidité est ce sentiment que vous éprouvez lorsque vous faites quelque chose que vous aimez, quelque chose qui vous interpelle et vous absorbe, qui vous fait perdre la notion du temps. C'est le sentiment d'être en phase avec ce que l'on fait. C'est cela, mon ami, trouver son rythme.

Mais comment trouver cet état de fluidité sur la voie d'un mode de vie sain ? Eh bien, cela commence par de petites étapes. Il n'est pas nécessaire de faire de grands changements du jour au lendemain. Comme l'a dit Lao-Tseu, philosophe chinois de l'Antiquité, "Un voyage de mille lieues commence par un seul pas" (Tao Te Ching, VIe siècle av. J.-C.).

Commencez par choisir une chose que vous voulez changer. Il peut s'agir d'une petite chose, comme boire plus d'eau ou faire une promenade après le dîner. Quel que soit votre choix, veillez à ce que ce soit quelque chose que vous puissiez faire régulièrement. N'oubliez pas qu'il s'agit d'une démarche durable.

Une fois que vous vous sentez à l'aise avec ce changement, vous pouvez en ajouter un autre. Puis un autre. Et encore un autre. Jusqu'à ce que, petit à petit, vous vous retrouviez à vivre une vie plus saine.

Il est important de souligner qu'il ne s'agit pas d'être parfait. Il ne s'agit pas de faire tout ce qu'il faut tout le temps. Comme l'a souligné à juste titre Brene Brown dans son livre "The Gifts of Imperfection" (2010), la perfection est un objectif inatteignable. Il s'agit plutôt de faire de son mieux avec ce que l'on a.

Et si nous mettions de côté l'idée de perfection et nous concentrions sur des petits changements cohérents ? Et si nous arrêtions de nous battre contre nous-mêmes et commencions à travailler avec nous-mêmes ? Et si, au lieu d'essayer d'imposer des changements radicaux, nous cherchions à trouver notre propre rythme, notre propre état de fluidité ?

J'aimerais savoir ce que vous en pensez - vous sentez-vous prêt à vous lancer dans cette aventure ? Êtes-vous impatient de trouver votre voie et de créer un mode de vie durable ? N'oubliez pas que vous n'avez pas à le faire seul. Je suis à vos côtés à chaque étape, prête à vous offrir mon soutien et mes conseils chaque fois que vous en aurez besoin.

Mais avant d'aller plus loin, pourquoi ne pas faire une petite pause pour réfléchir à ce dont nous avons parlé jusqu'à présent ? Êtes-vous prêt à faire le premier pas vers un mode de vie sain et durable ? Je l'espère, car je crois en vous. Je sais que vous pouvez le faire. Et je suis impatient de voir jusqu'où vous irez.

Excellent, nous allons de l'avant, cher lecteur, en suivant ce chemin ensemble. Et je peux vous assurer qu'il n'y a rien qui me rende plus heureux que de vous voir grandir, évoluer et aller de l'avant, alors continuons sur ce chemin de la découverte et de l'apprentissage.

Pour en revenir au thème de la recherche du rythme, il est important de se rappeler que chacun d'entre nous est unique. Nous avons tous des corps différents, des antécédents différents et des circonstances de vie différentes. Ce qui fonctionne pour une personne peut ne pas fonctionner pour une autre. Et c'est très bien ainsi. L'important est de découvrir ce qui fonctionne pour vous.

Permettez-moi de partager avec vous une histoire que je trouve assez éclairante. Dans son livre "Atomic Habits" (2018), James Clear raconte l'histoire d'un entraîneur cycliste britannique nommé Dave Brailsford. Lorsque Brailsford a pris en charge l'équipe cycliste britannique, il avait une approche unique pour améliorer les performances de l'équipe. Au lieu de rechercher de grands changements, il s'est concentré sur ce qu'il a appelé "l'agrégation d'améliorations marginales". En gros, il cherchait de petits domaines où des améliorations pouvaient être apportées, aussi insignifiants qu'ils puissent paraître, et s'attachait à les améliorer constamment.

Et ce qui s'est passé est incroyable. En peu de temps, l'équipe cycliste britannique est passée d'une équipe médiocre à l'une des équipes les plus performantes de l'histoire du cyclisme. Elle a remporté de nombreuses médailles aux Jeux olympiques et plusieurs éditions du Tour de France.

Le but de cette histoire n'est pas de vous dire que vous devez devenir un cycliste professionnel (bien que si c'est votre passion, allez-y !). Il s'agit de vous montrer qu'il est possible de faire de petits changements cohérents. De petites améliorations dans votre alimentation, dans votre activité physique, dans votre sommeil, dans votre gestion du stress... toutes ces choses s'additionnent et peuvent avoir un impact important sur votre santé et votre bien-être à long terme.

Je veux donc que vous vous sentiez libre d'expérimenter et de trouver ce qui vous convient. Ne vous inquiétez pas si ce que vous faites est différent de ce que font les autres. Ne vous inquiétez pas si vous ne suivez pas le dernier régime ou la dernière tendance en matière d'entraînement. Le plus important est que vous fassiez quelque chose de durable pour vous, quelque chose qui vous fasse du bien et que vous puissiez suivre sur le long terme.

Et n'oubliez pas que je suis là pour vous soutenir dans cette aventure. Je peux vous donner des conseils et des idées, mais en fin de compte, c'est vous qui êtes l'expert en la matière. C'est vous qui connaissez le mieux votre corps, ce que vous aimez, ce que vous n'aimez pas, les défis que vous devez relever et les victoires que vous devez remporter. Ayez confiance en vous et en votre capacité à trouver votre rythme.

Et si nous faisions une petite pause pour réfléchir ? Que pensez-vous de ce dont nous avons parlé jusqu'à présent ? Êtes-vous prêt à franchir la prochaine étape de ce voyage vers la santé et le bien-être durables ? Je sais que vous êtes prêts et je suis impatient de découvrir la suite. Et vous ? Êtes-vous aussi impatient ? Êtes-vous prêt à continuer à avancer sur la voie de la santé durable ? J'en suis sûr. Je suis sûr que vous êtes enthousiaste, plein d'énergie et prêt à tout donner. Et ça, mon ami, c'est une chose merveilleuse.

Je tiens à vous rappeler que le chemin vers une santé durable n'est pas une course. Il ne s'agit pas d'arriver le premier ou d'arriver plus vite. C'est un voyage. Comme l'a dit le poète T.S. Eliot, "Le voyage ne s'arrête pas là. Y arriver n'est que le début. C'est exactement comme cela que nous devrions considérer notre santé : comme un voyage qui ne s'arrête jamais, que nous parcourons sans cesse, que nous apprenons et que nous améliorons.

C'est cette approche qui nous permet de rester sur la bonne voie, même dans les moments difficiles. Et croyez-moi, il y aura des moments difficiles. Il y aura des jours où vous vous sentirez démotivé, des jours où vous aurez du mal à respecter votre programme d'alimentation ou d'activité physique. Je ne dis pas cela pour vous décourager, mais pour vous préparer. Comme le dit l'auteur et conférencier Brian Tracy dans son livre "Eat That Frog !" (2001), "la route du succès est toujours en construction". Il y aura des nids-de-poule, des virages serrés, mais il y a toujours, toujours, toujours une voie à suivre.

Et dans ces moments-là, je veux que vous vous rappeliez pourquoi vous êtes sur ce chemin. Vous vous souvenez du "pourquoi" dont nous avons parlé au chapitre 21 ? Ce "pourquoi" est votre balise, la lumière qui vous guide dans les moments sombres. Alors, quand les choses deviennent difficiles, je veux que vous vous accrochiez à ce "pourquoi" et que vous l'utilisiez pour vous propulser vers l'avant.

Je suis là avec toi, mon ami, à chaque étape du chemin. Et je suis incroyablement fier du chemin que tu as parcouru. Mais ce n'est pas la fin. En fait, ce n'est que le début.

Dans le prochain chapitre, nous allons parler du pouvoir du changement positif. Nous explorerons quelques histoires inspirantes de personnes qui ont transformé leur santé et leur vie, et nous verrons comment vous pouvez utiliser leurs expériences pour alimenter votre propre transformation.

J'ai hâte que vous lisiez le prochain chapitre. Je vous promets qu'il est plein d'inspiration et de motivation qui vous aideront à aller de l'avant sur votre chemin vers la santé. Alors, êtes-vous prêt à aller de l'avant, êtes-vous prêt à explorer l'incroyable pouvoir du changement positif ? Je sais que vous l'êtes. Allons-y. Faisons en sorte que cela se produise. Revitalisons votre vie. Ensemble.

Chapitre 24 : Le pouvoir du changement positif : histoires de réussite et de motivation

Une phrase dit : "La seule constante dans la vie, c'est le changement". Hermann Hesse, le célèbre romancier et poète allemand, a dit quelque chose de similaire dans son œuvre "Demian" (1919) : "Le changement est la seule chose immuable". N'est-ce pas là un paradoxe intéressant ? Le changement est la seule chose que nous pouvons toujours espérer, mais c'est souvent la chose que nous craignons le plus. Mais nous voilà, vous et moi, mon ami, en train de parler une fois de plus du changement, n'est-ce pas ?

Pourquoi parlons-nous tant du changement ? La réponse est simple : parce que le changement est puissant. C'est grâce au changement que nous pouvons nous transformer, nous améliorer, nous développer. Le changement est l'outil qui nous permet de passer d'une version de nous-mêmes à une meilleure version de nous-mêmes. Et c'est une chose magnifique.

C'est particulièrement vrai lorsqu'il s'agit de notre santé. Combien de fois avez-vous entendu parler d'une personne qui a transformé sa santé en modifiant son régime alimentaire, son activité physique ou sa gestion du stress ? Je suis sûr que vous avez entendu de nombreuses histoires de ce genre. Et je suis tout aussi certain que, quelque part en vous, une petite voix s'élève pour dire : "S'ils peuvent le faire, je le peux aussi".

Et cette voix, cher lecteur, a tout à fait raison. Vous pouvez le faire. Vous pouvez transformer votre santé. Vous pouvez prendre le contrôle de votre vie. Vous pouvez devenir un exemple de réussite. Mais pour cela, vous devez être prêt à changer.

Alors, êtes-vous prêt à changer ? Êtes-vous prêt à faire les ajustements nécessaires pour faire passer votre santé au niveau supérieur ? Êtes-vous prêt à affronter vos peurs, vos doutes, vos excuses et à dire : "Ça suffit ! C'est aujourd'hui que ça se passe. Aujourd'hui, je commence à changer" ?

Je sais que cela peut être intimidant. Le changement l'est toujours. Mais je vous promets que vous n'êtes pas seul. Je suis là avec vous, à chaque étape. Et pour vous aider dans votre démarche, je souhaite partager avec vous quelques exemples de réussite. Des histoires de personnes qui, comme vous, ont décidé de changer. Des personnes qui ont affronté leurs peurs, qui ont surmonté leurs obstacles, qui ont pris leur santé en main.

Chacune de ces histoires témoigne du pouvoir du changement positif. Chacune d'entre elles nous rappelle ce qu'il est possible de faire lorsque nous sommes prêts à changer. Et j'espère, de tout cœur, qu'elles vous inspireront autant qu'elles m'inspirent.

Alors, êtes-vous prêt à explorer le pouvoir du changement positif ? Êtes-vous prêt à être inspiré ? Êtes-vous prêt à devenir un exemple de réussite ? Je sais que vous l'êtes. Alors, sans plus attendre, plongeons dans ces histoires de changement et de réussite.

C'est un fait bien connu dans la science de la psychologie que les histoires et les témoignages des autres nous affectent profondément. En tant qu'êtres humains, nous sommes faits pour nous connecter aux expériences des autres, pour apprendre d'eux et pour nous sentir inspirés. C'est pourquoi les histoires de réussite peuvent être si puissantes. Le célèbre psychologue Albert Bandura, dans sa "Théorie de l'apprentissage social" (1977), a postulé que les gens apprennent non seulement par leur propre expérience, mais aussi en observant les actions des autres et les résultats de ces actions.

Commençons par l'histoire de Marta. Marta, comme vous et moi, a eu une vie normale, avec ses bons et ses mauvais moments. Jusqu'au jour où on lui a diagnostiqué une stéatose hépatique. Au début, Marta s'est sentie dépassée. L'idée de devoir changer son mode de vie, son régime alimentaire, sa routine quotidienne, était trop lourde pour elle. Puis quelque chose a changé. Marta a décidé qu'elle n'allait pas laisser la stéatose hépatique dicter sa vie. Elle a décidé de prendre les choses en main.

Marta a commencé à faire des recherches sur la stéatose hépatique et à apprendre tout ce qu'elle pouvait sur cette maladie. Elle a commencé à modifier son régime alimentaire, en incorporant davantage d'aliments sains et en éliminant les aliments malsains. Elle a commencé à faire plus d'exercice, en intégrant des promenades quotidiennes dans sa routine. Enfin, elle a commencé à faire plus attention à sa santé mentale, en intégrant des techniques de relaxation et de méditation dans sa routine quotidienne.

Ce n'était pas facile pour Marta. Il y a eu des moments où elle a voulu abandonner, où elle a eu l'impression que c'était trop. Mais elle n'a pas abandonné. Elle a continué. Et avec le temps, elle a commencé à remarquer les changements. Elle se sentait plus énergique, en meilleure santé. Ses analyses de sang ont commencé à s'améliorer. Son médecin était stupéfait.

Marta est la preuve vivante que le changement est possible. Son histoire est une source d'inspiration pour nous tous. Et si Marta a pu le faire, vous le pouvez aussi. N'oubliez pas que William James, le célèbre psychologue et philosophe américain, a déclaré dans "Les principes de la psychologie" (1890) : "La plus grande découverte de ma génération est que les êtres humains peuvent changer leur vie en changeant leur attitude mentale".

Et si vous suiviez l'exemple de Marta, si vous preniez le contrôle de votre vie et deveniez l'héroïne de votre propre histoire ? Je suis là pour vous soutenir à chaque étape. Et je sais que vous pouvez le faire. Parce que vous êtes fort. Vous êtes capable. Et vous méritez de vivre une vie pleine et saine. Alors, êtes-vous prêt à changer votre vie de manière positive ? Êtes-vous prêt à devenir un exemple de réussite ?

Mais avant de vous laisser emporter par l'élan de l'histoire de Marta, n'oubliez pas que chaque voyage est unique. Votre chemin ne sera pas exactement le même que celui de Marta ou de n'importe qui d'autre. Et ce n'est pas grave. C'est vous. Et votre parcours est le vôtre, et le vôtre seulement.

Bien sûr, votre parcours est unique ! Prenons maintenant l'exemple de Roberto. Son parcours vers la guérison de la stéatose hépatique est très différent de celui de Marta, mais tout aussi inspirant. Roberto a été un amateur de fast-food pendant des années, jusqu'à ce que le diagnostic de sa stéatose hépatique l'amène à changer sa façon de voir la vie et la nourriture. Il a commencé à considérer la nourriture non pas comme un moyen de satisfaire son appétit, mais comme un outil pour guérir son corps.

Au début, Roberto a eu beaucoup de mal à changer son régime alimentaire. Après tout, il a longtemps été un adepte de la restauration rapide. Mais il savait qu'il devait changer. Il a donc commencé lentement. Il a d'abord éliminé les boissons sucrées de son alimentation. Ensuite, il a commencé à incorporer davantage de légumes et de fruits. Et petit à petit, il a éliminé les fast-foods de son alimentation.

Le chemin a été difficile pour Roberto, mais sa détermination et sa volonté l'ont aidé à continuer. Au bout d'un certain temps, Roberto a commencé à remarquer des changements. Il a commencé à se sentir mieux, à avoir plus d'énergie. Plus important encore, ses analyses de sang ont commencé à s'améliorer. Roberto était sur la voie de la guérison.

Roberto, comme Marta, est l'exemple que le changement est possible. Et son histoire peut aussi vous inspirer. N'oubliez pas que le changement commence par de petits pas. Comme l'a dit Lao Tseu, philosophe chinois de l'Antiquité, dans le Tao Te Ching (6e siècle avant J.-C.) : "Le voyage de mille lieues commence par un seul pas". Et vous êtes prêt à faire ce pas, n'est-ce pas ?

Au-delà de Marta et Roberto, il existe des milliers d'histoires de réussite. Des histoires de personnes qui, comme vous, ont été confrontées à la réalité de la stéatose hépatique et ont décidé de changer. Et bien que chaque histoire soit unique, elles ont toutes un thème commun : la détermination, la volonté et le désir de vivre une vie plus saine.

Avez-vous déjà pensé que votre histoire pourrait être l'une de ces histoires à succès ? Oui, la vôtre. L'idée d'être un exemple de dépassement et de changement positif pour les autres ne vous enthousiasme-t-elle pas ? D'être une source d'inspiration pour ceux qui luttent contre la stéatose hépatique ? Je crois que vous êtes prêt à être cette source d'inspiration. Vous êtes prêt à prendre votre santé en main et à entamer votre voyage vers une meilleure santé. Êtes-vous d'accord avec moi ?

Je sais que changer son mode de vie peut sembler une tâche monumentale. Mais n'oubliez pas que vous n'êtes pas obligé de tout faire en même temps. Vous pouvez commencer par de petits changements, comme l'a fait Roberto. Au fur et à mesure que vous vous sentirez à l'aise avec ces changements, vous pourrez en intégrer d'autres.

Et n'oubliez jamais que vous n'êtes pas seul sur ce chemin. Je suis là avec vous, je vous soutiens à chaque étape. Parce que vous pouvez le faire. Vous avez la force et la détermination de faire les changements nécessaires pour améliorer votre santé. Et je suis impatient de voir jusqu'où vous irez.

C'est vrai, vous êtes prêt, et je suis sûr que vous êtes aussi impatient de commencer que je le suis de vous accompagner dans ce voyage.

Je vais te confier un secret, mon ami, quelque chose que nous oublions parfois : le changement n'est pas une destination, c'est un processus. Ce n'est pas un point sur la carte que l'on atteint et que l'on arrête. Il s'agit plutôt d'un chemin en constante évolution que nous suivons tout au long de notre vie. Et je suis là pour vous accompagner à chaque étape de ce chemin. Parce que je sais que vous avez la capacité d'opérer de grands changements dans votre vie. Je l'ai constaté à maintes reprises, et je sais que vous le ferez aussi.

Ne vous méprenez pas, le chemin sera semé d'embûches. Il y aura des moments de doute, des moments où vous vous demanderez si vous pouvez aller de l'avant. Mais je veux que vous sachiez que chaque obstacle est simplement une occasion de grandir. Chaque fois que vous surmontez un défi, vous devenez plus fort. Et je suis là pour vous rappeler cette force lorsque les temps difficiles arrivent.

Je sais que vous êtes prêt pour ce voyage et je suis impatient de vous voir commencer. Mais avant que vous ne fassiez ce premier pas, permettez-moi de vous donner un petit aperçu de ce qui vous attend. Dans le prochain chapitre, nous allons voir comment vous pouvez commencer à apporter des changements positifs à votre alimentation. Je vous donnerai des conseils pratiques et faciles à suivre pour intégrer des aliments plus sains dans votre vie quotidienne, et je vous montrerai comment ces petits changements peuvent avoir un impact important sur votre santé.

Mais ce n'est pas tout, je partagerai aussi des histoires inspirantes de personnes qui, comme vous, ont décidé de prendre leur santé en main. Des personnes qui ont été confrontées aux mêmes défis que vous et qui ont trouvé des moyens créatifs et efficaces de les surmonter. Car n'oubliez pas que toute histoire de réussite a commencé par une décision : la décision de changer.

Et je sais que vous êtes prêt à prendre cette décision vous aussi. Vous êtes prêt à entamer votre propre voyage vers une vie plus saine. Et je suis impatient de voir jusqu'où vous irez.

Car je sais que vous avez la force et la détermination de faire les changements nécessaires pour améliorer votre santé.

Alors, que diriez-vous de commencer ce voyage ensemble ? Je vous promets que ce ne sera pas facile, mais que ce sera un voyage plein de croissance, d'apprentissage et, au bout du compte, une vie plus saine et plus heureuse. Je suis impatiente de vous accompagner à chaque étape du parcours - êtes-vous prêt à commencer ? Faisons-le ensemble dans le prochain chapitre !

Chapitre 25 : Vers l'avenir : maintenir un foie sain à long terme

Saviez-vous que votre voyage ne s'arrête pas là ? Nous avons parcouru un chemin incroyable ensemble, n'est-ce pas ? Nous avons démystifié la stéatose hépatique, compris comment notre corps et notre alimentation affectent notre foie et appris une approche holistique pour guérir et nourrir notre foie. Mais vous êtes maintenant confronté à un nouveau défi : comment conserver un foie sain à long terme ? Comment vous assurer que les changements que vous avez mis tant d'efforts à mettre en œuvre se maintiennent au fil du temps ?

Dans ce chapitre, nous allons établir une feuille de route pour l'avenir. Nous verrons comment vous pouvez continuer à prendre soin de votre foie et rester sur la voie de la santé et du bien-être à long terme. Car n'oubliez pas que la santé n'est pas une destination, mais un voyage permanent.

Et si je vous disais que maintenir un foie en bonne santé n'est pas aussi compliqué que vous le pensez ? Je suis sûr qu'au début de ce livre, vous pensiez que le chemin serait difficile et tortueux, mais qu'en est-il maintenant ? Je suis sûr que vous vous rendez compte que vous êtes plus capable et mieux préparé que vous ne le pensiez. Mais pourquoi est-il si important de conserver un foie sain à long terme ?

On peut considérer le foie comme un maître multitâche. Non seulement il filtre les toxines de votre corps, mais il joue également un rôle crucial dans la digestion, stocke l'énergie, produit des protéines vitales et aide même à réguler vos hormones. Lorsque votre foie est en bonne santé, votre corps tout entier fonctionne mieux.

Bien entendu, la clé du maintien d'un foie en bonne santé consiste à poursuivre les changements de mode de vie dont nous avons parlé tout au long de ce livre. Vous vous souviendrez qu'au chapitre 4, nous avons expliqué comment le contrôle de votre alimentation peut contribuer à guérir et à nourrir votre foie. Aux chapitres 7 et 8, nous avons étudié l'importance du sommeil et de l'activité physique. Enfin, au chapitre 20, nous avons examiné comment les compléments alimentaires et les plantes médicinales peuvent contribuer à la santé de votre foie.

Mais le maintien d'un foie en bonne santé ne dépend pas seulement de ce que vous mangez, de votre sommeil ou de l'exercice que vous faites. Il s'agit également de la façon dont vous vous sentez. Comme indiqué au chapitre 6, le stress et l'anxiété peuvent avoir un impact significatif sur la santé du foie. Il est donc essentiel d'adopter une approche holistique et de prendre soin à la fois de votre corps et de votre esprit pour préserver la santé de votre foie à long terme.

Je suis sûr que vous vous posez de nombreuses questions à ce stade. Comment rester motivé pour maintenir ces changements dans votre vie ? Que faire si vous rencontrez des obstacles en chemin ? Comment faire pour que ces changements soient durables à long terme ?

Ne t'inquiète pas, mon ami. Je suis là pour vous aider à répondre à ces questions et à bien d'autres encore. Dans les sections suivantes de ce chapitre, nous approfondirons ces questions et nous tracerons une voie claire pour l'avenir.

Alors, es-tu prêt à t'embarquer avec moi pour cette dernière étape du voyage ?

Excellent. Je suis heureux que vous restiez engagé. C'est la première étape. Comme vous le savez, il est essentiel de s'engager en faveur de votre santé à long terme. Et nous voici, ensemble, prêts à renforcer cet engagement. Mais comment faire pour que cet engagement soit plus facile à tenir ? C'est là que le concept d'"autonomie" entre en jeu.

Rappelez-vous qu'au chapitre 23, " Trouver son rythme : créer un mode de vie durable ", nous avons parlé de l'importance de personnaliser les changements et de les adapter à votre situation particulière. À cet égard, votre capacité à prendre des décisions éclairées au sujet de votre santé constitue un allié de taille pour préserver la santé à long terme de votre foie. Ce livre est justement un outil qui vous aidera à prendre ces décisions en toute connaissance de cause.

Mais vous savez ce qui est fascinant ? Il s'avère que ce concept n'est pas nouveau. En fait, il remonte à l'Antiquité. Selon le philosophe grec Épicure, qui a vécu au IVe siècle avant Jésus-Christ, l'autonomie, c'est-à-dire la liberté et la capacité de se gouverner soi-même, est l'une des clés du bonheur et de la bonne vie. Épicure pensait que pour mener une vie bonne et heureuse, il fallait comprendre les causes des choses, afin de ne pas être à la merci des circonstances mais de pouvoir agir de manière autonome.

Qu'est-ce que cela signifie pour vous et votre parcours de santé ? Cela signifie que vous avez le pouvoir de choisir comment prendre soin de votre foie et de votre santé en général. Vous n'êtes pas à la merci de régimes à la mode ou de pilules magiques. Vous avez les connaissances et les outils nécessaires pour faire des choix sains pour votre foie, ce qui est incroyablement stimulant.

À ce stade, vous vous demandez peut-être ce que vous pouvez faire d'autre pour garder votre foie en bonne santé à long terme. Eh bien, il y a toujours plus à apprendre et à découvrir. Le monde de la santé et de la nutrition est en constante évolution, et de nouvelles études et recherches voient le jour en permanence. Comme l'a mentionné le célèbre auteur de science et de santé Gary Taubes dans son livre "The Case Against Sugar" (2016), la curiosité et la recherche constante de connaissances sont essentielles pour rester à jour dans n'importe quel domaine, et la santé ne fait pas exception.

Mais vous rendez-vous compte d'une chose ? Oui, vous l'avez deviné. Nous sommes à nouveau sur le chemin de la curiosité et de l'apprentissage, un chemin que nous avons parcouru ensemble tout au long de ce livre. Et nous voilà en train de nous soutenir mutuellement, d'apprendre, de grandir et de prendre soin de notre santé ensemble. Parce qu'en fin de compte, c'est ce qui compte, n'est-ce pas ? Votre santé, votre bien-être et votre bonheur. Et je suis incroyablement reconnaissante de faire partie de votre parcours.

Êtes-vous prêts à passer à autre chose ? Très bien, passons à la suite.

Examinons maintenant quelques mesures concrètes que vous pouvez prendre pour maintenir un foie sain à long terme. Et non, je ne parle pas d'une liste de règles rigides et strictes que vous devez suivre à la lettre. N'oubliez pas que la clé est l'autonomie et le pouvoir de faire des choix sains qui correspondent à votre mode de vie.

Tout d'abord, il faut tenir compte de l'importance d'un suivi médical régulier. Si vous avez souffert d'une stéatose hépatique, vous êtes peut-être déjà habitué aux visites chez le médecin. Mais saviez-vous que des soins de suivi réguliers peuvent contribuer à maintenir votre foie en bonne santé à long terme ? Les tests de la fonction hépatique sont un excellent moyen de surveiller la santé de votre foie. De plus, ces visites vous donnent l'occasion de discuter avec un professionnel de la santé de toute préoccupation ou question que vous pourriez avoir. Il s'agit d'une étape clé pour maintenir un foie sain à long terme, car, comme le dit le proverbe, "mieux vaut prévenir que guérir".

Vous souvenez-vous du chapitre 6 sur les émotions et la stéatose hépatique ? Je veux que vous vous souveniez de l'importance de prendre soin de votre santé émotionnelle. Les émotions peuvent avoir un impact important sur notre santé physique, et le maintien d'un équilibre émotionnel peut être bénéfique pour la santé de votre foie. Que pouvez-vous donc faire ? Les techniques de pleine conscience abordées au chapitre 12 peuvent constituer un excellent point de départ. La méditation, le yoga ou le simple fait de passer du temps dans la nature peuvent être des moyens efficaces de réduire le stress et de maintenir un équilibre émotionnel.

À propos, avez-vous déjà entendu parler du "régime méditerranéen" ? On en parle beaucoup depuis quelques années et pour cause. Des études telles que celles publiées par Estruch, R., et al. en 2013, dans leur article "Primary Prevention of Cardiovascular Disease with a Mediterranean

Diet", ont montré que le régime méditerranéen, riche en fruits, légumes, céréales complètes, poisson et huile d'olive, peut avoir un effet bénéfique sur la santé du foie. Bien sûr, chaque corps est différent et ce qui fonctionne pour l'un peut ne pas fonctionner pour l'autre, mais cela pourrait être une option à envisager.

Voyez-vous que ces conseils sont gérables et flexibles ? Il ne s'agit pas de suivre une liste de "faites ceci" et "ne faites pas cela", mais de faire des choix conscients qui vous sont bénéfiques.

Vous vous souvenez de la métaphore du jardinier que nous avons utilisée au début du livre ? Permettez-moi de vous confier un petit secret. Vous êtes ce jardinier. Vous avez la capacité et le pouvoir de cultiver votre propre jardin de santé, en faisant les choix qui vous conviennent le mieux. Et je suis là pour vous aider, en partageant avec vous l'eau et les graines dont vous avez besoin pour faire fleurir votre jardin.

Oui, c'est votre voyage. Et c'est votre jardin. Et je suis incroyablement impatient de voir comment il va s'épanouir. Êtes-vous prêt à continuer à cultiver votre santé ? Êtes-vous prêt à prendre la responsabilité de votre santé à long terme ? Je suis sûr que vous l'êtes !

Mais avant de poursuivre, j'aimerais que nous réfléchissions ensemble à ce que nous avons appris jusqu'à présent. Nous avons parlé de l'importance d'effectuer des examens médicaux réguliers, de maintenir un équilibre émotionnel et d'envisager des choix alimentaires sains comme le régime méditerranéen. Plus important encore, nous avons parlé du fait que toutes ces décisions sont entre vos mains.

D'une certaine manière, c'est comme si nous avions construit une carte tout au long de ce livre, une carte qui vous aidera à naviguer vers un foie en bonne santé. Nous avons tracé des itinéraires, marqué des points de repère et fourni les outils dont vous avez besoin pour prendre des décisions éclairées au sujet de votre santé. Cette carte est maintenant à votre disposition. Je vous la remets avec la certitude que vous l'utiliserez à bon escient.

Au terme de notre voyage commun, je tiens à vous remercier du fond du cœur. Ce fut un réel plaisir d'être votre partenaire dans ce voyage vers la santé du foie. Je vous remercie pour votre courage, votre engagement et votre volonté d'apprendre et de progresser. Comme l'a dit l'écrivain irlandais Oscar Wilde dans sa pièce "The Picture of Dorian Gray" en 1890 : "La seule différence entre le saint et le pécheur est que chaque saint a un passé et que chaque pécheur a un avenir". Peu importe où vous étiez avant de lire ce livre, l'avenir vous est ouvert.

J'espère que ce guide vous a apporté les connaissances, l'inspiration et les outils dont vous avez besoin pour prendre soin au mieux de votre santé. Mais n'oubliez pas que ce n'est pas la fin de votre voyage. En fait, ce n'est que le début. Je vous encourage à continuer d'apprendre, de progresser et d'explorer de nouvelles façons d'améliorer votre santé. Jouez un rôle actif dans votre bien-être et, je vous le promets, vous en récolterez les fruits à long terme.

Aujourd'hui, alors que nous nous préparons à faire nos adieux, je me sens un peu mélancolique. Ce fut un voyage incroyablement enrichissant et je me sens chanceux d'avoir pu le partager avec vous. Mais comme tous les bons voyages, celui-ci doit aussi avoir une fin.

Alors que nous clôturons ce chapitre ensemble, je tiens à vous remercier du fond du cœur. Merci pour votre curiosité, votre ouverture d'esprit et votre engagement en faveur de votre santé. Et n'oubliez pas que vous aurez toujours un ami sur le chemin de la santé holistique.

En vous souhaitant un avenir plein de santé, de bonheur et de bien-être, je vous dis au revoir pour l'instant. À la prochaine fois, mon ami. Que ton chemin soit toujours lumineux et ton esprit toujours fort.

Et nous voici, cher lecteur, à la dernière étape de notre voyage ensemble. Nous avons exploré tant d'aspects de la santé et du bien-être du foie que, rétrospectivement, nous avons l'impression d'avoir parcouru un univers entier de connaissances et d'expériences.

Nous avons commencé ensemble avec "Le prologue du changement", où nous avons exploré notre relation avec la santé et la stéatose hépatique. Nous avons démystifié la stéatose hépatique, dépassé les concepts traditionnels et compris comment l'alimentation affecte notre foie.

Dans une perspective holistique, nous avons appris à guérir notre foie et à prendre le contrôle de notre alimentation avec des aliments qui peuvent guérir et nourrir notre foie. Nous avons analysé la science derrière les aliments, démêlé les mythes nutritionnels et compris l'impact des émotions sur la santé de notre foie.

Nous parlons de l'importance du sommeil, de l'activité physique et de l'hydratation. Nous nous plongeons dans la cuisine avec des recettes saines et des conseils pour planifier les menus. Nous réfléchissons à l'importance de l'eau et des techniques de pleine conscience pour désintoxiquer non seulement notre corps, mais aussi notre esprit.

Nous avons discuté du pouvoir des légumes, des graisses saines et des fibres, et nous avons compris le lien entre la stéatose hépatique et l'obésité. Nous avons exploré les outils permettant de gérer les fringales et nous avons plongé dans le monde merveilleux de l'herboristerie et des compléments naturels.

Dans les derniers chapitres, nous discutons de stratégies efficaces pour prévenir et inverser la stéatose hépatique. Nous examinons les moyens de surmonter les obstacles et de maintenir l'élan sur la voie de la santé. Nous discutons de la manière de créer un mode de vie durable et explorons des exemples de réussite et de motivation. Enfin, nous traçons la voie à suivre pour conserver un foie sain à long terme.

Avec beaucoup d'amour et tous mes vœux pour la suite de votre parcours,

Antonio Jaimez

Une dernière faveur

Chère

J'espère que vous avez apprécié la lecture de mon livre. Je vous remercie d'avoir pris le temps de le lire et j'espère que son contenu vous a été utile. Je vous écris aujourd'hui pour vous faire une demande très importante.

En tant qu'auteur indépendant, les critiques sont extrêmement précieuses pour moi. Non seulement elles m'aident à obtenir un retour d'information précieux sur mon travail, mais elles peuvent également influencer la décision d'autres lecteurs d'acheter le livre. Si vous pouviez prendre quelques minutes pour laisser un avis honnête sur Amazon, cela m'aiderait beaucoup.

Encore une fois, merci d'avoir pris le temps de lire mon livre et d'avoir pris en compte ma demande de critique. Vos commentaires et votre soutien comptent beaucoup pour moi en tant qu'auteur indépendant.

Vous pouvez également trouver d'autres livres sur ce sujet sur ma page d'auteur Amazon.

https://www.amazon.es/~/e/B0C4TS75MD

Vous pouvez également visiter mon site web www.libreriaonlinemax.com où vous trouverez tous les types d'hypnose expliqués en détail, des hypnothérapies, des ressources gratuites et des cours de niveau expert. Vous pouvez également utiliser le code QR suivant :

Je vous prie d'agréer, Madame, Monsieur, l'expression de mes salutations distinguées,

Antonio Jaimez

Printed by Amazon Italia Logistica S.r.l.
Torrazza Piemonte (TO), Italy

51447692R00114